AF395856

ESSAI

SUR

L'ENDOCARDITE PUERPÉRALE

PARIS. — IMPRIMERIE VICTOR GOUPY, RUE GARANCIÈRE, 5.

ESSAI

SUR

L'ENDOCARDITE PUERPÉRALE

PAR

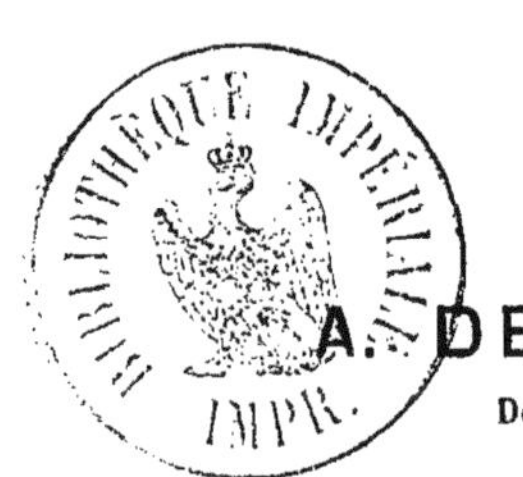

A. DECORNIÈRE

Docteur en médecine,

Ancien interne provisoire en médecine et en chirurgie des hôpitaux de Paris
Médaille de bronze de l'Assistance publique (1868),
Membre correspondant de la société Anatomique,
Membre de la société de Thérapeutique expérimentale de France.

PARIS

ADRIEN DELAHAYE, LIBRAIRE-ÉDITEUR,

Place de l'Ecole de Médecine.

1869

AVANT-PROPOS

Aujourd'hui la plupart des auteurs admettent l'influence de l'état puerpéral sur la production de l'endocardite, et sur la forme qu'elle revêt le plus souvent dans ce cas. Il n'y a qu'un petit nombre de travaux sur ce sujet ; nous avons cherché à grouper le mieux possible tous les faits épars ayant trait à l'endocardite dans l'état puerpéral, et s'il ne nous est pas donné d'en produire une explication satisfaisante, nous essaierons du moins d'en tirer des conséquences qui, pour le praticien, sont du plus haut intérêt.

Il est en effet très-important de bien connaître la forme que présentent, dans le plus grand nombre des cas, les maladies qui prennent naissance pendant l'état puerpéral, afin de pouvoir aller droit au but et de ne pas laisser inaperçue une affection qu'il n'est pas ordinaire de rencontrer sous cet aspect. C'est ce qui a eu lieu plus d'une fois, sans aucun doute, pour l'endocardite, et ce qui explique le petit nombre d'observations que nous avons rencontrées dans les auteurs.

Appeler particulièrement l'attention sur l'étiologie et la nature de l'endocardite puerpérale, sur la forme presque toujours constante qu'elle revêt, forme qui pourrait donner lieu à des erreurs de diagnostic, en ne considérant que les symptômes généraux, tel est le but que nous nous sommes proposé dans ce travail. Heureux si nous avons pu contribuer pour notre part, si minime qu'elle soit, à l'examen d'une affection étudiée seulement depuis quelques années.

CHAPITRE I.

L'histoire de *l'endocardite puerpérale* peut se faire en deux mots. Il y a, en effet, quelques années seulement que l'attention de plusieurs observateurs a été spécialement dirigée sur ce sujet. Le savant auteur qui a enrichi la science des plus magnifiques travaux sur la pathologie du cœur, M. le professeur Bouillaud, dans son *Traité des maladies du cœur* (Paris, 1835), ne signale pas l'influence manifeste de l'état puerpéral sur la production de l'endocardite. Cependant nous avons emprunté deux observations à l'ouvrage que nous venons de citer; mais elles restent sans commentaire en ce qui touche l'influence de l'état puerpéral. Ce n'est que vers 1854 que Simpson a appelé l'attention sur l'endocardite puerpérale. Il a fait sur ce sujet des travaux remarquables, avec un certain nombre d'observations à l'appui. Nous rapportons plus loin quelques-unes de ces observations. C'est donc en Angleterre d'abord que l'endocardite puerpérale a été étudiée spécialement par le professeur Simpson dans le tome II de son *Obstetric works*.

En Allemagne, presque à la même époque (1856), Virchow faisait paraître des travaux importants sur les maladies puerpérales observées à la Charité de Berlin. Il a fait avec le docteur G. Reyher des recherches très-curieuses sur la production de l'endocardite puerpérale, et a démontré que la présence de l'acide lactique dans le sang n'était pas jusqu'ici suffisante pour expliquer l'endocardite végétante, ce qui renversait la théorie de Simpson, adoptée par Prout, William Tood, Schænlein et Richardson. En effet, jusqu'à ce que de nouvelles expériences soient devenues tout à fait concluantes, il faut laisser de côté le rôle de l'acide lactique dans la production des végétations de l'endocarde.

Enfin M. de Lotz (de Saint-Flour) a communiqué à l'Académie de médecine, en 1857, une note contenant le résultat de ses recherches sur l'influence de l'état puerpéral sur l'endocardite. Ce travail est accompagné de cinq observations que nous rapportons plus loin. Dans quelques-uns des cas où la malade a guéri, l'existence de l'endocardite n'est pas parfaitement démontrée, mais il n'en est pas de même pour ceux dans lesquels la malade a succombé et où l'autopsie a été faite. Là on ne peut nier l'existence de l'endocardite.

Nous n'avons pas la prétention de citer ici tous les auteurs qui admettent l'influence de l'état puerpéral sur la production de l'endocardite. Cette influence est en effet signalée par un grand nombre d'auteurs, tels que Grisolle, MM. Hardy, Charcot, Hérard, Peter, Bucquoy, etc. « Il faut que vous sachiez bien, dit M. Bucquoy (1), que, en dehors du rhumatisme proprement dit dans sa forme classique, c'est-à-dire en dehors du rhumatisme articulaire aigu ou subaigu, il y a d'autres affections très-voisines, quelques-unes peut-être de même nature, capables d'exercer sur le cœur une action fâcheuse. Ce sera par exemple la scarlatine.

.....J'y ajouterai aussi l'état puerpéral, que je considère comme une cause puissante d'endocardite valvulaire... Souvent, en effet, des affections du cœur chez des femmes jeunes encore ne reçonnaissent d'autre cause que des grossesses répétées, suivies elles-mêmes d'allaitements prolongés... »

M. le docteur Martineau, dans sa thèse d'agrégation, indique dans sa classification des endocardites l'endocardite secondaire, due à l'état puerpéral. Il consacre même un article à l'endocardite puerpérale (2). M. le docteur J. Simon, dans sa thèse d'agrégation sur les *maladies puerpérales* (3), décrit très-bien également l'endocardite due à l'influence de l'état puerpéral; mais nous lui ferons le reproche de l'avoir décrite sous le nom d'*endocardite ulcéreuse*. En effet, l'endocardite puerpérale est loin d'être toujours ulcéreuse, nous dirons même qu'elle est plus souvent végétante. Aussi le nom d'*endocardite puerpérale* est-il préférable, parce

(1) *Union médicale*, 1869, n° 10, p. 114.
(2) Martineau, *Thèse d'agrégation*, 1866.
(3) J. Simon, *Thèse d'agrégation*, 1866.

qu'il comprend toute espèce d'endocardite pendant l'état puerpéral, sans rien préjuger sur la nature des altérations de l'endocarde. Disons enfin, en terminant, qu'il est aujourd'hui bien peu d'auteurs qui ne reconnaissent l'influence de l'état puerpéral sur la production de l'endocardite.

CHAPITRE II.

———

Si les auteurs ne sont pas d'accord lorsqu'il s'agit de la *fièvre puerpérale*, si les uns en nient l'existence quand les autres l'admettent, il n'en est pas ainsi de ce que l'on appelle l'*état puerpéral*.

Nous savons qu'à dater du jour de la conception jusqu'à la réapparition des règles, la femme se trouve dans des conditions physiologiques qui lui sont propres, et cet état, qui se renouvelle chaque fois que la femme a conçu, on lui a donné le nom d'*état puerpéral*. En parlant ainsi, nous nous appuyons sur l'autorité d'un maître trop tôt enlevé à la science.

« De tout temps, dit Monneret (1), l'état puerpéral a été considéré comme une imminence morbide caractérisée par le facile développement des actes pathologiques les plus variés. C'est là le sens de ce mot, imminence morbide, c'est-à-dire une prédisposition favorable à l'évolution de certaines maladies.

(1) Clinique de la Charité (*Union médicale*, 1867).

« Mais il y a dans la puerpéralité quelque chose de plus que la simple imminence. Sans doute l'état puerpéral se constate par la facilité avec laquelle la femme dans cet état contracte certaines maladies, manifeste certaines évolutions pathologiques; mais il y a plus: l'état puerpéral, s'il n'est pas encore la maladie, n'est déjà plus la santé; il y a des signes flagrants qui en témoignent, ce sont les altérations anatomiques des liquides et des solides que l'on constate.

« Et d'abord au point de vue de l'étiologie, on s'est demandé souvent où doit commencer et où doit finir cet état. Or, il est incontestable que, lié au grand acte de la reproduction, il en embrasse les phases diverses, depuis son début jusqu'à sa consommation ; depuis l'imprégnation ou la fécondation, jusqu'à l'état de lactation si elle a lieu, ou jusqu'au retour des règles, tous les actes morbides qui se succèdent, en vertu de cette commune condition, ont un cachet d'analogie, une unité de physionomie qui révèle assëz l'unité de leur cause.

« Il y a plus : une imprégnation de quelques heures doit et peut suffire pour mettre la femme dans cet état spécial de puerpéralité. Et si nous poussons l'observation dans ses derniers retranchements, elle nous montrera que la femme qui est en état de menstruation, si elle n'est pas aussi gravement menacée que celle qui est dans l'état puerpéral proprement dit, l'est du moins d'une façon toute particulière, en raison de l'imminence morbide bien évidente dans laquelle elle tombe momentanément par le fait même de son état menstruel, qui doit la fairé confondre avec celle qui traverse un véritable état puerpéral.

« Vous comprenez par là, continue Monneret, comment on a pu dire avec quelque raison que les trois quarts des maladies des femmes, surtout des femmes mariées, sont sous l'influence puerpérale, et que chez elles cette influence s'ajoute à toutes les autres. »

La femme, pendant l'état puerpéral, est exposée, comme tout individu qui n'y est pas soumis, à un certain nombre de maladies qui ne lui sont pas propres, il est vrai, mais qui revêtent le plus souvent une forme peu commune en dehors de cet état. Telle est, par exemple, l'endocardite dont nous avons à parler.

Ainsi, nous comprenons sous la dénomination d'*endocardite puerpérale*, toute endocardite qui prend naissance pendant l'état puerpéral. Quant à la nature de la maladie, nous en traiterons dans un chapitre à part.

CHAPITRE III.

Avant de passer en revue les différentes lésions que l'on rencontre dans l'endocardite puerpérale, rappelons en quelques mots la texture de la membrane interne du cœur.

C'est à tort qu'on a considéré jusqu'ici l'endocarde comme une membrane séreuse ; ce n'est qu'un tissu épithélial dépourvu de vaisseaux et de nerfs. Il est composé de trois couches : 1° une couche superficielle, éphithéliale ; 2° une couche de cellules aplaties ; 3° une couche profonde de tissu conjonctif, contenant des fibres élastiques fines (1).

Quant aux valvules, ce sont de simples replis, résultant, pour les valvules ventriculo-artérielles, de l'adossement de l'endocarde ventriculaire à l'endartère de l'aorte et de l'artère pulmonaire, et pour les valvules auriculo–ventriculaires, de l'adossement de l'endocarde auriculaire à l'endocarde ventriculaire. De sorte que sur la coupe d'une valvule auriculo-ventri-

(1) Ranvier et Cornil, *Arch. de physiologie normale et patholog.*

culaire on distingue : 1° à la périphérie comme à la face supérieure et inférieure, la couche d'épithélium et de cellules aplaties ; 2° deux couches de tissu fibro-élastique appartenant, l'une à la face supérieure, l'autre à la face inférieure du repli endocardique, la couche supérieure étant la plus épaisse ; 3° au centre une lame mince de tissu conjonctif. Une disposition à peu près analogue s'observe pour les valvules ventriculo-artérielles ; seulement le tissu fibro-élastique y est surtout très-épais à l'origine de la valvule. Quant aux vaisseaux, on n'en distingue guère qu'à la base des valvules auriculo-ventriculaires, et les valvules ventriculo-artérielles en sont dépourvues. Ainsi ces replis de l'endocarde sont, au point de vue de leurs rapports avec les vaisseaux, moins bien partagés encore que l'endocarde des parois des oreillettes ou des ventricules, lequel est immédiatement accolé au myocarde et par suite aux vaisseaux de celui-ci. Eh bien, ce sont surtout les valvules qui sont frappées dans l'endocardite, et ce sont les parties les plus éloignées des vaisseaux qui sont de préférence atteintes (1).

L'endocardite existe, c'est là un fait hors de doute. La membrane interne du cœur peut s'enflammer, mais à la manière des tissus privés de vaisseaux.

Nous diviserons l'anatomie pathologique de l'endocardite puerpérale en *lésions cardiaques* et *lésions des différents viscères.*

(1) Peter, *Gazette des hôpitaux*, mars 1869.

§ I. Lésions cardiaques.

Les lésions cardiaques que l'on rencontre dans l'endocardite puerpérale ne diffèrent pas sensiblement de celles de l'endocardite, qu'elle soit produite sous une influence ou une autre. Aussi nous arrêterons-nous surtout aux deux dernières périodes : la période ulcéreuse et la période végétante. Nous aurons aussi à examiner si dans l'endocardite puerpérale l'une de ces deux formes est plus fréquente que l'autre, et si l'endocardite passe nécessairement par la première pour revêtir la seconde.

Lorsque la membrane interne du cœur devient le siége d'une hypérémie active, il y a deux cas fort importants à considérer : 1° ou l'état de l'organisme est parfaitement sain ; 2° ou un état morbide antérieur, soit du cœur, soit du sang qui y circule, vient compliquer les phénomènes pathologiques. Dans un cas, l'hypérémie ou l'inflammation pourrait être dite simple ou accidentelle, par opposition au second cas où l'hypérémie, survenue spontanément en apparence, serait cependant dite symptomatique des diverses affections auxquelles elle semble se rattacher.

Au fond, ces deux modes d'inflammation sont bien les mêmes ; mais leurs symptômes et les lésions anatomiques qui s'y rattachent, varient par le plus ou le moins de rapidité qu'elles mettent à parcourir leurs périodes (1).

(1) Pigeaux, *Traité des maladies du cœur*. Paris, 1837, t. I, p. 328.

L'endocardite puerpérale se rattache évidemment au second cas, puisqu'elle naît pour ainsi dire au milieu d'un état morbide antérieur du sang : l'inopexie.

Voici en quoi consiste le processus pathologique : « A l'état aigu, dit M. Charcot (1), le travail morbide débute par la tuméfaction du point malade : il s'y forme de petits mamelons qui sont constitués par les éléments préexistants dont le volume a sensiblement augmenté, et par une formation nouvelle de noyaux et de cellules embryo-plastiques ; le mamelon tout entier est imprégné d'un liquide qui présente une réaction semblable à celle du mucus. Telle est la première période de la maladie.

Ulcérations. — « A la seconde période, les mamelons ont quelquefois acquis une organisation permanente ; d'autres fois leurs extrémités sont ulcérées, et cette lésion est la conséquence d'une dégénération granuleuse qu'il ne faut pas confondre avec l'altération graisseuse. Ces petits ulcères sont taillés à pic. »

Siége. — Comme nous l'avons dit, en parlant de l'anatomie, ces ulcérations se développent ordinairement dans les cavités gauches du cœur, et le plus souvent sur les valvules, aux points les plus éloignés des vaisseaux.

Déjà signalées par Laënnec, ces ulcérations ont été parfaitement décrites par M. Bouillaud : « On observe quelquefois, dit-il, dans la période aiguë, des érosions, des ulcérations commençantes de la face interne du

______

(1) Charcot, *Leçons sur les maladies des vieillards*, 1867.

cœur. Elles peuvent devenir le point de départ de perforations des parois, des valvules ou des cloisons. » Mais, ce qui était ignoré, ce qui n'avait pas encore été décrit jusqu'ici, c'est le mode de formation de ces ulcérations.

Mode de production. — Aujourd'hui, il n'est pas douteux que l'épaississement et le ramollissement sont les degrés par lesquels l'inflammation de l'endocarde passe à l'ulcération. Voici, d'après Virchow, comment s'accomplit ce travail morbide : « Les cellules plasmatiques et le tissu cellulaire intermédiaire de l'endocarde paraissent infiltrés d'un produit d'exsudation ; ils se distendent, se tuméfient, puis ils se ramollissent, se dissocient, et se résolvent enfin en un détritus de consistance pultacée qui, sous le microscope, paraît opaque, finement grenu, résiste à peu près absolument à l'action de réactifs énergiques, acides minéraux et solutions alcalines concentrées. »

Il se produit aussi des pertes de substance dont le siége, la forme et l'étendue varient, tant en largeur qu'en profondeur, et par suite des lésions de canalisation plus ou moins graves, presque toujours irréparables. Tantôt l'ulcération étant périphérique, les valvules se détachent par leurs bords adhérents et deviennent flottantes, où elles se raccourcissent par le fait de l'érosion qu'a subi le bord libre; tantôt, si l'ulcération est au contraire centrale, elles se perforent ou seulement s'amincissent, et, dans ce dernier cas, elles peuvent devenir le point de départ de ces productions morbides singulières que Thurnam, Ecker et Rokitansky ont étudiées sous le nom d'anévrysmes des valvules.

Végétations. — Plus tard, la partie de l'endocarde ulcérée par le mécanisme indiqué peut d'ailleurs se revêtir de végétations et de concrétions fibrineuses. (J. Simon.) Ce travail aigu d'ulcération peut être primitif, ou au contraire se développer sur des valvules qui étaient préalablement atteintes d'inflammation aiguë ou chronique.

Nature. — Laënnec considère ces concrétions fibrineuses comme formées à la suite d'un trouble circulatoire, et pouvant s'organiser dans la suite, tandis que Kreyzig, Bertin, Legroux et M. Bouillaud les considèrent comme des produits inflammatoires. « Les éléments cellulaires, dit Virchow, se remplissent d'une grande quantité de matériaux nutritifs; le point correspondant devient inégal et rugueux. Quand le processus est lent, il se produit soit une excroissance, soit un condylome, ou bien l'épaississement forme une saillie mamelonnée qui peut devenir plus tard le siége d'un encroûtement calcaire. »

Corvisart et Julia, en 1845, avaient pensé que ces végétations pouvaient être, dans certains cas, de nature syphilitique. C'est aussi l'opinion de Freidreich, qui se range du côté de Virchow en ce qui regarde la formation de ces productions végétantes.

Presque toujours leur base est dure et assez dense, tandis que leur extrémité se termine en un renflement mou et comme gélatineux. A la base le tissu conjonctif est déjà organisé; le sommet, au contraire, est tout rempli d'éléments celluleux dont l'organisation en tissu conjonctif n'est pas encore achevée. (Niemeyer.)

Elles sont donc formées (1) par une végétation exubé-
rante du tissu conjonctif de l'endocarde. En outre, on
trouve au milieu de ces excroissances, ou bien les recouvrant, des caillots sanguins assez considérables,
jaunâtres, et dont la constitution est évidemment fibrineuse. Ceux-ci se détachent facilement. Il est bien pro-
bable qu'ils sont formés aux dépens du sang du cœur,
et nous serions porté à en attribuer la cause aux rugosités, aux inégalités de la valvule altérée, jouant ici
le même rôle qu'un corps étranger introduit dans le
système circulatoire, et se recouvrant, comme on le
sait, de couches fibrineuses. Ainsi se trouve établi, d'une
manière très-nette, ce qu'il faut entendre par *végétation*
et par *concrétion sanguine*, différence qui n'avait point
été établie sur des bases certaines avant que le microscope en eût donné la raison.

Les végétations valvulaires de l'endocarde résultent
donc de l'inflammation des tissus eux-mêmes et du
dépôt consécutif d'une couche fibrineuse. L'ulcération
ne précède ou n'accompagne pas nécessairement la
production des végétations, et nous donnons ici une
observation très-remarquable dans laquelle les lésions
de l'endocarde consistaient uniquement dans des végétations. C'est ce que Friedreich a appelé *endocardite
végétante*.

(1) Martineau, *Thèse d'agrégation*, 1866.

OBSERVATION I.

(Communiquée par notre ami M. HABRAN, interne des hôpitaux.)

Endocardite ayant débuté dix jours après l'accouchement par un frisson. — Phénomènes typhoïdes, phlyctènes sur les membres inférieurs et la conjonctive. — DIAGNOSTIC : *endocardite puerpérale typhoïde. — Mort le neuvième jour. — Végétations nombreuses sur la valvule mitrale. — Infarctus multiples. — Pas d'antécédents rhumatismaux.*

L.... (Rosalie), âgée de vingt-quatre ans, passementière, entre, le 28 janvier 1869, à l'hôpital Saint-Louis, au n° 7 de la salle Saint-Ferdinand, service de M. Hardy.

La malade a toujours joui d'une bonne santé; elle est d'une forte constitution. Avant d'être enceinte, elle n'a eu ni rhumatisme, ni maladie grave. Sa grossesse a été naturelle, sans accidents.

Présentation occipito-iliaque gauche antérieure ; accouchement naturel, délivrance facile. Les suites de couches ne présentent rien à noter. La malade allait bien et pensait déjà à se lever, quand elle fut prise d'un frisson le 8 février, dans la journée.

Le soir, à la visite, la malade est plus calme, la langue est humide, saburrale; pas de vomissements ni de nausées; le ventre n'est pas ballonné; il n'y a aucun point douloureux, ni dans les fosses iliaques, ni sur la ligne médiane : on sent encore l'utérus au niveau de la symphyse; il est peu volumineux.

La respiration est fréquente, mais l'auscultation ne révèle rien dans la poitrine. L'examen du cœur est rendu difficile par le bruit précipité de la respiration ; les battements sont réguliers, sans souffle.

Pouls 108; tempéral. axill. 38°,6.

9 *février*. La malade n'a pas eu de nouveau frisson; la nuit a été calme. Rien du côté des organes pelviens, ni dans la poitrine. Langue humide, pas de vomissements.

Matin. P. 104; T. 38°,2.

La malade n'a pas eu de selles depuis cinq jours. — Eau de Sedlitz.

Soir. P. 116; T. 39°.

La malade a eu encore un léger frisson, moins fort que celui de la veille.

10 février. P. 108; T. 39°,2.

Un léger frisson est survenu le matin. La diarrhée amenée par l'eau de Sedlitz la veille, continue. Pas de ballonnement du ventre. La langue est humide. La nuit d'ailleurs a été calme; il n'y a pas de céphalalgie marquée. La malade n'accuse aucune douleur.

Le soir. P. 116; T. 39°,8.

11 février. La langue est un peu sèche, pas d'appétit; la malade prend avec peine de petits potages. La diarrhée continue depuis deux jours; les selles sont légèrement fétides; pas de douleur iliaque; pas d'épistaxis. La malade accuse une légère céphalalgie; il n'y a pas de surdité, et la figure exprime plutôt l'affaissement que l'hébétude.

La nuit est assez tranquille; la malade a pu dormir environ deux heures. Elle accuse une douleur survenue depuis la veille dans le pied gauche. En découvrant le pied, on trouve à la face dorsale du premier et du troisième orteils gauches des phlyctènes du volume d'un gros pois : elles contiennent une sérosité louche. On ne trouve rien sur le reste du corps, ni taches, ni phlyctènes.

P. 112, régulier; T. 39°,4.

Le soir. Apparition d'une nouvelle phlyctène sur le deuxième orteil droit; elle est semblable aux premières. La langue est un peu sèche, plus rouge à la pointe; la malade a eu un frisson assez passager dans la journée.

P. 120; T. 40°.

12 février. Une nouvelle phlyctène s'est montrée sur le deuxième orteil gauche; celles des orteils voisins se sont agrandies. Les lèvres et les dents sont sèches et commencent à se couvrir de fuliginosités. La langue est sèche; la figure est plus altérée. La malade n'a pas dormi : la veille elle a paru s'assoupir un peu dans la journée ; mais bientôt elle se réveille en sursaut.

P. 116 ; T. 40°.

Un nouvel examen des organes abdominaux et thoraciques nous laisse toujours dans l'incertitude ; mais en présence de l'ensemble de symptômes si graves, et de ces phlyctènes survenues sans causes aux extrémités, M. Hardy est amené à penser, par exclusion, à une endocardite ulcéreuse : le reste de l'observation montrera la vérité de son diagnostic.

Le soir. P. 120 ; T. 40°,6.

13 *février*. La diarrhée est calmée. La langue, toujours sèche, et les dents encroûtées de fuliginosités. La figure est abattue. Il n'y a pas eu d'agitation la nuit. L'auscultation de la poitrine révèle quelques râles muqueux ; les bruits du cœur sont normaux, réguliers : peut-être y a-t-il un léger souffle au deuxième temps à la pointe.

P. 120 ; T. 39°,6.

Le soir. P. 124 ; T. 40°,4.

14 *février*. Apparition au talon gauche d'une large phlyctène qui a décollé toute la peau. En l'ouvrant, on obtient une sérosité louche purulente, et l'on voit le derme dénudé, d'un rouge violacé dans toute l'étendue. La sensibilité est conservée. La langue, toujours très-sèche, est encroûtée comme les dents. La malade avale avec peine ; il n'y a pas de diarrhée.

La nuit a été un peu moins bonne ; subdelirium. La malade ne dort pas et parle seule.

P. 120 ; T. 40°,2.

Le soir. Phlyctènes sur la face palmaire du médius gauche.

P. 128 ; T. 40°,6.

15 *février*. Apparition d'une rougeur intense sur les deux tiers inférieurs de la conjonctive gauche ; l'angle externe et le segment inférieur sont le siége d'une infiltration œdémateuse. La cornée est saine ; la vue est conservée.

Du reste, on trouve toujours le même état typhoïde très-prononcé. La malade a rendu par le nez quelques gouttes de sang.

Elle répond et comprend bien quand on lui parle. La nuit a été plus tranquille.

P. 124; T. 40°,6.

Le soir. P. 128; T. 41°.

16 *février*. La nuit a été agitée. La malade cause seule, elle veut se lever, vaquer à ses affaires. La langue est très-sèche et cornée; les dents couvertes d'une couche épaisse et adhérente. Le ventre n'est pas ballonné; il est toujours souple. La malade n'a pas uriné. L'examen du cœur ne fournit aucun nouveau renseignement.

P. 132; T. 40°,8.

Le soir. P. 160 environ; moins régulier; T. 41°,4.

La malade a déliré toute la journée; cependant, elle n'est pas agitée; elle paraît entendre quand on parle, mais ne répond pas. Elle meurt dans la nuit.

AUTOPSIE. — Le *péricarde* ne contient pas de sérosité. Le cœur a son volume normal. L'oreillette et le ventricule droits renferment un sang fluide, lie de vin, qui a imbibé les points avec lesquels il se trouve en contact. La surface des deux cavités est teintée en violet. Pas d'altération sur les valvules ni sur les tendons. La paroi du ventricule gauche a son épaisseur normale. Elle présente à la base du ventricule, le long du trajet de l'artère coronaire gauche, un infarctus du volume d'une petite noisette.

L'orifice de l'aorte est sain, ainsi que la paroi du vaisseau : pas d'épaississement ni de concrétions sur les valvules. La surface de l'*endocarde* ventriculaire n'offre aucune altération. Pour l'oreillette gauche, l'endocarde n'est pas épaissi et ne présente aucune vascularisation anormale; ce n'est qu'aux bords de la valvule mitrale, sur la face supérieure, que l'on remarque des *dépôts fibrineux*, les uns du volume d'une tête d'épingle, complétement adhérents à la valvule; les autres plus volumineux, égalant la grosseur d'une lentille, tous *pédiculés* flottants, au-dessus de l'orifice. Cette disposition est rendue très-manifeste quand on plonge le cœur dans l'eau; on voit alors ces petits dépôts fibrineux soulevés et flottants sur les bords de l'orifice mitral. Leur pédicule est très-mince, filiforme; on croirait qu'il va se rompre sous le moindre mouvement un peu brusque. On ne trouve auprès de ces dépôts végétants aucune trace d'ulcération.

Les *poumons* sont congestionnés à la base. Le sommet du poumon gauche contient un petit nombre de granulations tuberculeuses. On ne trouve pas d'infarctus.

Le *foie* est volumineux. Sous le péritoine, existent plusieurs ecchymoses à la face convexe. La séreuse est soulevée en ces points par un liquide sanguinolent. Il n'y a pas d'infarctus. Le tissu hépatique est gros et ramolli. Les cellules contiennent de nombreuses gouttelettes graisseuses.

La *rate* est volumineuse; son volume est presque doublé. Le tissu est ramolli; on trouve près du bord antérieur deux infarctus récents, durs, violacés. Au milieu de l'organe, existent quelques petits foyers apoplectiques, contenant une bouillie noirâtre composée en grande partie par du sang coagulé.

Dans le *rein gauche*, un infarctus volumineux, à la face antérieure. L'examen de l'artère correspondante ne fit rien reconnaître. — Le *rein droit* est sain.

Dans les *intestins* on ne rencontre aucune trace d'ulcération; mais on trouve par larges plaques des ecchymoses bornées au bord antérieur. Elles se voient surtout dans la dernière moitié de l'intestin grêle. Autour de plusieurs plaques de Peyer non ulcérées existe une congestion assez intense. La même congestion se retrouve vers la fin du gros intestin.

L'*utérus* est revenu en partie sur lui-même. Il n'y a pas de phlébite. Le point d'insertion du placenta est encore marqué par une surface recouverte de détritus brûnâtres, peu adhérents. Le tissu sous jacent est complétement sain. Les *ovaires* et les ligaments larges n'offrent rien à noter.

Les *artères* tibiales postérieures et pédieuses ont été suivies aussi loin que possible, sans offrir de traces d'oblitération. C'est probablement dans de très-fines ramifications que se sont logés les détritus entraînés par la circulation. Il n'y avait pas eu, en effet, de gangrène à la suite des phlyctènes.

Nous aurons plus d'une fois, dans la suite, occasion de renvoyer à cette observation très-intéressante à plusieurs points de vue.

Pendant que ce travail s'accomplit dans l'endocarde, les vaisseaux se développent. Dans la valvule mitrale où ils existaient déjà, ils deviennent plus apparents ; dans les valvules sigmoïdes, ils sont créés de toutes pièces, ou du moins les capillaires voisins envoient des prolongements dans les parties privées de vaisseaux, comme il arrive pour la cornée lorsqu'elle s'enflamme ; et voilà comment des arborisations vasculaires peuvent se montrer au pourtour des lésions qui ont envahi les orifices du cœur (1).

Siége. — Comme nous l'avons vu, les points d'élection pour les productions végétantes sont les mêmes que pour les ulcérations. Ce sont les bords libres des valvules du cœur gauche de préférence, et surtout des valvules auriculo-ventriculaires, qui en sont le plus souvent le siége. Viennent ensuite, mais rarement, les colonnes charnues et les parois propres des ventricules.

« Sur la valvule mitrale elles affectent surtout la surface auriculaire et les parties qui se touchent. Aux valvules sigmoïdes elles prennent souvent la forme de guirlandes de végétations. Mais ce qu'il importe de faire ressortir ici, c'est que souvent il n'existe point de lésions de canalisation : souvent il ne se produit que de simples stigmates qui pendant la vie ne donnent

(1) Ball, *du Rhumatisme viscéral*, Th. d'agrég., 1866.

lieu à aucun trouble fonctionnel appréciable, et ne sont reconnus qu'à l'autopsie. » (Charcot.)

Variétés de forme. — Laënnec divisait ces productions morbides en deux groupes : les végétations *globuleuses* et les végétations *verruqueuses*. On en trouve qui sont attachées par une large base et présentent l'aspect des bourgeons charnus : elles rentrent dans la seconde catégorie. D'autres ne tiennent que par une sorte de pédicule plus ou moins grêle qui leur permet de se mouvoir et de suivre l'impulsion du courant sanguin : c'est là une variété de la forme globuleuse (voy. *Observation I*).

Dans quelques cas exceptionnels, il est vrai, ces végétations ont pu momentanément remplir les solutions de continuité des valvules, produites par l'ulcération, et remplacer jusqu'à un certain point ces sortes de soupapes. C'est la seule explication, dans certains cas d'endocardite, de la disparition presque subite d'un bruit de souffle très-manifeste au second temps, bruit de souffle qui avait été parfaitement constaté peu de temps auparavant. C'est ce qui est arrivé dans un cas appartenant à MM. Charcot et Vulpian.

Enfin on a trouvé quelquefois des productions végétantes en forme de choux-fleurs, de framboises, tout à fait comparables pour la forme aux végétations syphilitiques.

En résumé, dans les cas d'endocardite puerpérale terminés par la mort, on trouve l'endocarde aux points que nous avons indiqués plus haut, atteint d'ulcérations ou de végétations ; c'est pour cela que M. le professeur Hardy préfère au nom d'endocardite ulcéreuse celui d'endocardite *typhoïde*, qui comprend aussi bien la forme végétante que la forme ulcéreuse.

Conséquences des lésions cardiaques. — Les conséquences de cet état pathologique sont importantes à étudier. Voyons d'abord quelles en sont les suites immédiates.

« Tantôt les altérations s'arrêtent à la seconde période ; il n'y a point alors de lésions de canalisation. Tantôt le dépôt fibrineux se ramollit, tombe en détritus et donne lieu à des embolies capillaires. Tantôt enfin, l'ulcération gagne en profondeur ; il se forme alors des perforations valvulaires qui donnent lieu aux lésions de canalisation les plus diverses ; la réunion de plusieurs pertuis peut amener le détachement d'un fragment de valvule et donner naissance à une embolie plus ou moins volumineuse. N'oublions pas qu'il se produit quelquefois des anévrysmes valvulaires qui peuvent occuper, soit les valvules sigmoïdes, soit la valvule mitrale.

« Dans quelques cas, par suite de causes inconnues, le processus se modifie ; il peut alors se former du pus, ce qui est rare ; mais on voit plus souvent se développer des substances délétères qui vont infecte au loin la masse du sang en donnant lieu à des symptômes typhoïdes. On dit le plus souvent alors qu'il s'agit d'une endocardite ulcéreuse ; mais à proprement parler la forme ulcéreuse de l'endocardite ne s'accompagne pas de septicémie (1). »

(1) Charcot, *loc. cit.*

Nous ne nous arrêterons pas à la période chronique de la maladie, que l'on n'a pas souvent occasion d'observer dans l'endocardite puerpérale, les malades étant souvent enlevées assez rapidement quand l'affection ne s'arrête pas à la seconde période. Dans la période chronique le travail phlegmasique change de nature; la valvule tout entière devient indurée, ce qui donne lieu à son racornissement : de là une insuffisance (Charcot). Des adhérences entre les valvules et l'orifice donnent lieu quelquefois à des rétrécissements.

« Quelquefois, dit M. Charcot, il se produit des compensations, ainsi que Jacks l'a fort bien démontré; le raccourcissement d'une des valvules sigmoïdes, par exemple, laisse un vide qui se trouve quelquefois comblé par l'allongement de deux autres, et la partie mécanique de la lésion peut guérir de cette manière. J'en ai rencontré moi-même des exemples évidents sur le cadavre (1). »

Laquelle de ces deux formes : ulcéreuse et végétante, est la plus fréquente pour l'endocardite puerpérale? C'est ce qu'il est encore difficile de préciser, vu le petit nombre d'observations recueillies jusqu'ici. Néanmoins, il résulte de celles que nous avons pu réunir, que la forme végétante se rencontre plus fréquemment que la forme ulcéreuse.

(1) Charcot, *loc. cit.*

§ II. Lésions des différents viscères.

Les altérations cardiaques amènent dans les viscères et à la périphérie des lésions qu'il est important
de bien définir, car leur interprétation a donné lieu à
des théories différentes.

Ces lésions rencontrées dans les viscères sont des
embolies, des *infarctus hémorrhagiques*, des *foyers puru-
lents*. Ces deux dernières lésions sont plus fréquentes
que la première. D'après Friedreich, les embolies sont
plutôt le résultat de l'endocardite chronique que de
l'état aigu. Elles sont produites par le détachement et
le transport lointain, soit d'une des végétations qui
croissent sur les valvules, soit des masses fibrineuses
qui les entourent. Ces dépôts doivent avoir un certain
volume pour arrêter la circulation dans les vaisseaux
assez larges. Alors surviennent toutes les conséquences de l'embolie. .

Rate. — La rate est très-sensible à l'altération du
sang. Elle présente une augmentation considérable de
volume ; tantôt elle est ramollie, tantôt ratatinée. On y
trouve quelquefois des infarctus hémorrhagiques, ce
qui a été décrit aussi sous le nom d'apoplexie splénique. Dans certains cas on a trouvé l'obstruction d'une
des branches de l'artère splénique. Ces infarctus, dis-
posés en forme de coin, ont la pointe dirigée vers le
hile, ce qui tient au mode de distribution bien connu
des vaisseaux de cet organe.

Foie. — Le foie présente parfois des ecchymoses

à sa surface. Ces ecchymoses superficielles existent indépendamment des infarctus hémorrhagiques qui se rencontrent, mais exceptionnellement, dans la substance du foie. En un mot, on trouve à peu de chose près dans le foie les mêmes altérations que dans la rate.

Reins. — « M. Rayer, sans en connaître l'origine, a fort bien décrit les lésions du rein sous le nom de néphrite rhumatismale » (Charcot). Les reins présentent aussi des ecchymoses à l'extérieur, des infarctus hémorrhagiques dans leur tissu ; quelquefois il y a oblitération d'une ou deux branches de l'artère rénale.

« Les embolies capillaires du rein, dit M. Charcot, donnent lieu à des lésions qui consistent principalement en une dégénération graisseuse qui se produit autour du point lésé, et à laquelle succède plus tard une cicatrice aplatie. »

Poumons. — Il existe également des ecchymoses à la surface des poumons. Si l'on fait une coupe de l'organe, on trouve ici des infarctus hémorrhagiques, là des abcès métastatiques.

Cerveau. — La pie-mère présente une infiltration purulente très-manifeste dans certains cas. Lorsque les vaisseaux de l'encéphale sont atteints, dit M. Charcot, il en résulte des ramollissements tantôt rouges, tantôt blancs, qui sont l'une des causes les plus fréquentes des hémiplégies chez les sujets non encore parvenus à un âge avancé. Lorsque l'artère oblitérée est d'un calibre important, il se produit quelquefois une hémiplégie instantanée : un ramollissement consécutif à presque toujours lieu. Un cas extrêmement remarquable de ce genre a été rapporté par Kirkes.

Dans quelques cas, malgré les symptômes évidents de ramollissement, on ne découvre après la mort aucune lésion dans les canaux vasculaires. Cette anomalie peut s'expliquer de deux manières. Des oblitérations réelles ont pu siéger dans des vaisseaux d'un calibre important; mais le caillot s'étant résorbé, l'artère est redevenue perméable, bien que le ramollissement consécutif ait persisté. On peut admettre au contraire que de très-petits vaisseaux ayant été oblitérés, une affection cérébrale se soit développée sans qu'il ait existé aucun obstacle dans les grandes voies de la circulation encéphalique (1).

Peau. — On peut rencontrer dans certains cas sur la peau des ecchymoses, des phlyctènes, surtout aux points les plus éloignés du centre circulatoire : extrémités inférieures, extrémités supérieures (voy. *Obs. I*). D'autres fois il se développe de véritables plaques gangréneuses.

Intestins. — On rencontre quelquefois des ecchymoses à la périphérie de l'intestin. Ces ecchymoses ont leur siége sous le péritoine viscéral. Jamais dans la forme typhoïde on n'a trouvé les plaques de Peyer ulcérées.

Sang. — Le sang est noir, visqueux; il présente des caillots à moitié formés. Il reste fluide dans une solution de potasse, la fibrine se dissolvant. C'est là une

---

(1) Charcot, *Leçons sur les maladies des vieillards.*

des expériences qui montrent dans le sang des malades qui succombent à l'endocardite typhoïde, des matières étrangères à sa composition. En effet, après la dissolution de la fibrine dans un alcali, il reste de petits corps qui ne se dissolvent pas et qui présentent tout à fait la même composition que les valvules malades. Ces petits corps sont donc des débris de valvules (Virchow, Lancereaux). De là, embolie consécutive; embolie capillaire, et par suite gangrène.

Nous allons maintenant passer en revue les causes de l'endocardite puerpérale.

CHAPITRE IV.

ÉTIOLOGIE ET PATHOGÉNIE.

Nous n'avons pas ici à traiter des nombreuses causes de l'endocardite en général; c'est seulement dans l'état puerpéral que nous considèrerons la question. Cet état est déjà par lui-même une cause de l'endocardite, c'est un fait acquis à la science. Nous y reviendrons plus loin. Voyons d'abord les causes occasionnelles qui sont communes à l'endocardite simple et à l'endocardite puerpérale.

Causes occasionnelles. — L'étude des causes occasionnelles, pour la raison que nous venons d'indiquer, présente un intérêt beaucoup moins grand que celle des causes prédisposantes. Ce sont : l'action du froid, du froid humide surtout, l'existence d'autres maladies inflammatoires telles que le rhumatisme, la péricardite, la pneumonie, la pleurésie, la péritonite, la phlébite, la néphrite albumineuse.

Enfin, les fièvres éruptives, l'infection purulente peuvent, ici comme ailleurs, être des causes occasionnelles de l'endocardite.

Passons maintenant à la partie la plus intéressante du sujet : l'étude des causes prédisposantes.

Causes prédisposantes. — Déjà avant 1839, M. Pigeaux, après avoir énuméré les causes les plus fréquentes de l'endocardite, s'exprimait ainsi : « Une source non moins abondante, et pourtant fort peu exploitée, de causes propres à développer l'endocardite, est assurément l'altération du sang : c'est peut-être la seule qui agisse certainement ; comme elle sévit directement sur la membrane interne du cœur, peut-être même toutes les autres causes ont-elles besoin de l'intermédiaire de celles-ci pour réagir sur le cœur ; elles n'en sont peut-être même qu'une ou plusieurs variétés moins connues.

« Dans presque toutes les fièvres exanthématiques de mauvaise nature dont la terminaison est funeste, on reconnaît pendant la vie des symptômes d'irritation du cœur ; dans quelques cas on y trouve à l'autopsie des traces évidentes d'inflammation commençante siégeant sur la membrane interne. L'altération non contestée du sang dans les affections de ce genre est probablement encore la cause de l'endocardite... Dans les résorptions purulentes, quand on injecte des matières putrides dans les veines, dans l'empoisonnement par le seigle ergoté, dans le charbon, chez les animaux surmenés, on observe encore les mêmes résultats (1). »

Voici ce que dit Grisolle (2) : « L'endocardite ulcé-

---

(1) Pigeaux, *Traité des maladies du cœur.* Paris, 1830, t. 1, p. 388.
(2) Grisolle, *Traité de pathologie interne.*

reuse peut survenir sous les mêmes influences que l'endocardite simple, mais elle n'atteint guère que les sujets débilités, cachectiques, etc. L'état puerpéral semble y prédisposer ; elle peut survenir d'emblée chez un sujet bien constitué ; le seul cas d'endocardite ulcéreuse que j'aie vu a été recueilli sur une femme de vingt-deux ans, bien constituée, et parvenue au troisième mois d'une grossesse jusqu'alors exempte de tout accident, de tout malaise. »

Nous sommes heureux de pouvoir rapporter ici le résumé de l'observation dont il est question :

OBSERVATION II.

Phénomènes typhoïdes ; épistaxis, oppression excessive dans le quatrième mois de la grossesse. — Mort. — Ramollissement et destruction presque complète des valvules sigmoïdes du cœur droit.

Une femme de 22 ans, arrivée au quatrième mois de sa troisième grossesse, succombait il y a quelque temps dans le service de M. le professeur Grisolle, à l'Hôtel-Dieu, après environ un mois de maladie.

Cette femme, d'abord prise d'accès fébriles qui se répètent presque périodiquement, éprouve en même temps une céphalalgie violente, des douleurs dans les côtés de la poitrine et dans les articulations, dont quelques-unes sont plus tard le siége d'un léger gonflement. Mais en outre surviennent des *épistaxis*, et dès le premier frisson, des vomissements bilieux qui reparaissent à peu près chaque jour durant tout le cours de la maladie. L'oppression est excessive, le pouls fréquent, et la malade expectore à plusieurs reprises des crachats sanguinolents. Le diagnostic reste incertain malgré l'habileté bien connue du savant professeur ; le sulfate de quinine est administré.

A *l'autopsie* faite par M. le docteur Raynaud, on trouva un ramollissement avec destruction presque complète de deux des valvules sigmoïdes du cœur droit; la portion ramollie de ces valvules se composait d'une substance amorphe et granuleuse, mêlée de graisse. Les cartilages articulaires de l'épaule et du genou droit étaient érodés, et il existait du pus dans ces articulations. D'ailleurs aucun foyer métastatique, malgré les recherches les plus minutieuses (1).

Après avoir dit quelques mots de l'endocardite primitive idiopathique, de l'endocardite dans le cours du rhumatisme articulaire aigu, dans la maladie de Bright, Niemeyer ajoute : « Aux cas précédents se rattache l'endocardite qui se développe pendant la marche de *quelques maladies aiguës dyscrasiques* (maladies d'infection). Dans ce nombre, la maladie qui y donne lieu le plus souvent me paraît être la fièvre puerpérale. »

Quant à nous, nous croyons que ce n'est pas la fièvre puerpérale, mais bien l'état puerpéral qui est une cause prédisposante de l'endocardite. Il peut y avoir coïncidence entre ce qu'on appelle fièvre puerpérale et l'endocardite; mais cette coïncidence n'est pas nécessaire, l'état puerpéral seul suffit. Niemeyer paraît ne pas avoir observé d'endocardite puerpérale en dehors de ce qu'on appelle fièvre puerpérale.

Virchow, à propos de la pathogénie de cette affection, fait remarquer qu'elle survient d'emblée, sans qu'on puisse invoquer une maladie générale, infection purulente ou autre, sans que l'utérus soit lésé. Pour lui, l'endocardite serait une forme de la maladie puer-

(1) Lancereaux, *Gaz. méd.*, 1862, p. 694.

pérale qu'il faudrait placer à côté de la forme péritonéale.

En Angleterre, Simpson (1), à qui nous avons emprunté plusieurs observations, a fait des travaux importants sur l'endocardite puerpérale. Il l'attribue à
une altération du sang. « Dans ce cas, dit Simpson, le
sang est plus ou moins vicié, ses caractères sont plus
ou moins semblables à ceux qu'on lui trouve dans le
rhumatisme articulaire aigu et l'albuminurie chronique. Ainsi on constate une diminution de globules
rouges, une augmentation de sérum, un excès de fibrine. Une autre cause serait la rétention de l'urée et
de l'acide lactique, substances toutes deux irritantes.
De plus, pendant l'état puerpéral, le sang est chargé de
nouveaux matériaux. Toutes ces causes réunies vicient
le sang, et par suite du contact de ce liquide ainsi al-
téré, il peut survenir une endocardite. » Il appuie son
opinion de deux observations. Dans ces deux cas il
s'est formé une endocardite et des végétations pendant la convalescence.

OBSERVATION III (2).

*Obstruction des artères iliaques par des végétations détachées
du cœur, sept semaines après l'accouchemeut. — Pas d'antécédents de rhumatisme.*

La malade était une femme de 28 ans, accouchée prématuré-
ment au septième mois de la gestation. Pendant l'espace de trois
semaines après l'accouchement, l'état général de cette dame était

(1) Simpson, *Obstetric memoirs*, t. II.
(2) *Gazette hebdom.*, février 1854.

bon ; après cette époque elle présenta un peu de fièvre, une éruption miliaire cutanée, un peu de diarrhée par moments et des douleurs dans l'abdomen.

Pendant quelques jours, les lochies furent sanguinolentes. A cette époque, le pouls était à 120, et intermittent ; la malade accusait des douleurs de forme névralgique dans le membre inférieur droit ; elles s'étendirent plus tard à la jambe gauche, augmentèrent d'intensité et devinrent continues.

Sept semaines après l'accouchement, douleurs accusées dans l'aine, au niveau des vaisseaux, et diminuant sous l'influence d'une application de sangsues.

Au niveau du ventricule du cœur, on entendait un bruit de souffle intense, synchrone avec la systole. Les pulsations artérielles cessèrent tout-à-coup d'être perceptibles jusqu'au niveau du coude, sans qu'aucune douleur fût accusée sur le trajet du vaisseau obstrué. En peu de temps les battements artériels cessèrent d'être sensibles sur le trajet des deux membres inférieurs, jamais dans le bras gauche. Ils reparurent cependant peu de jours avant la mort.

La gangrène se manifesta au pied gauche dix semaines après l'accouchement.

Autopsie. — A l'ouverture du cadavre, on trouva les cavités gauches du *cœur* remplies de caillots noirâtres ; une masse fibrineuse molle était placée au niveau de l'orifice aortique ; elle était formée de trois parties : sa partie la plus considérable occupait la valvule droite ; par sa consistance molle, on pouvait supposer quelle datait de peu de temps. Quelques *végétations* existaient sur la valvule auriculo-ventriculaire.

L'*aorte*, au niveau de sa bifurcation, était obstruée par un caillot unique et ferme, sans adhérences avec les parois artérielles. Ce caillot s'étendait dans l'espace de deux pouces environ dans les artères iliaques de chaque côté, et offrait la même structure que les dépôts fibrineux sur les valvules. Les artères des deux membres inférieurs étaient bouchées par des caillots semblables.

L'artère du bras droit obstruée présentait un épaississement considérable des tuniques, et du pus dans sa cavité.

Il manque quelques détails trouvés depuis dans une observation évidemment la même (1). Parmi ces détails, il en est un qui nous intéresse particulièrement, c'est que la malade n'avait jamais eu de rhumatisme.

Simpson avait fait pendant la vie le diagnostic d'obstruction artérielle par des végétations détachées du cœur, opinion qui fut confirmée par les résultats de l'autopsie.

L'utérus ne présentait aucune apparence de maladie. La rate était pulpeuse et diffluente, excepté dans un point où il y avait une petite masse de consistance caséeuse et d'une coloration blanc grisâtre.

OBSERVATION IV (2).

Hémiplégie et ramollissement cérébral chez une femme, à la suite d'un allaitement prolongé. — Mort. — Végétations fibrineuses sur les valvules mitrale et aortique.

Dans ce fait qui a été communiqué à M. Simpson par le docteur Burrows de l'hôpital Saint-Barthélemy de Londres, une hémiplégie se manifesta tout-à-coup chez une femme convalescente des suites d'un allaitement trop prolongé.

On entendait pendant la vie à la région du cœur un bruit morbide, rude, râpeux, synchrone avec la systole.

La malade succomba à un ramollissement du cerveau.

AUTOPSIE. — On trouva des végétations fibrineuses sur les valvules mitrale et aortique.

(1) Simpson, *Obstetric memoirs*, t. II. p. 36.
(2) *Gazette hebdom.*, loc. cit.

Le corps strié du côté gauche était réduit à l'état de pulpe
diffluente. L'artère cérébrale moyenne était obstruée par une
végétation fibrineuse du volume d'un grain de blé.

Dans ce cas, le docteur Burrows avait diagnostiqué, dès le
début, la cause de l'hémiplégie.

Nous voyons que l'endocardite, dans l'état puerpéral
aussi bien que dans le rhumatisme, est produite par
une altération du sang. C'est du reste l'opinion de la
plupart des auteurs qui se sont occupés de la question.

Roche attribue le développement de l'endocardite
aux altérations du sang, même dans les cas de pneumonie, de pleurésie et de rhumatisme.

Cette cause avait déjà été signalée par M. Piorry (1),
lorsqu'il dit que l'hémite (état couenneux du sang) est
la cause la plus fréquente de l'endocardite. Pour cet
auteur, le sang plus épais, suspendu dans un liquide
moins transparent et moins aqueux, circule plus diffi-
cilement, exige plus d'action de la part du cœur et
expose celui-ci à la phlegmasie. Les points saillants où
les frottements sont les plus forts sont surtout exposés.
C'est sur eux aussi que la fibrine a le plus de tendance
à se déposer.

D'après Simpson, l'accumulation d'acide lactique
dans le sang suffirait pour déterminer l'inflammation
de l'endocarde. Prout, William Tood et Schœnlein se
sont rangés de son avis.

M. Richardson a fait sur des chiens des expériences
qui ont été répétées par MM. Moller et Rauch. Ces trois

(1) *Médecine pratique*, t. I, 1842.

habiles observateurs étaient arrivés aux mêmes résultats. Pour eux aussi, l'accumulation de l'acide lactique dans le sang suffisait pour produire l'inflammation de l'endocarde. Mais M. Richardson, pas plus que MM. Moller et Rauch, n'avait remarqué que ces dépôts fibrineux, ces endocardites qu'il croyait avoir produites par l'injection d'une solution d'acide lactique dans le péritoine des chiens, existent très-fréquemment à l'état normal chez ces animaux. C'est ce que le Dr G. Reyher, sous la direction de Virchow, a démontré d'une façon péremptoire. L'acide lactique n'a donc pas la valeur étiologique qu'on lui avait attribuée, et cette théorie, quoique très-séduisante pour expliquer la production de l'endocardite dans l'état puerpéral, doit être abandonnée tant que des expériences nouvelles ne seront pas venues la relever.

Le Dr Benni, dans son excellente thèse sur la gangrène spontanée (1), lésion qui complique quelquefois l'endocardite puerpérale, s'exprime ainsi :

« L'inopexie, dont le caractère essentiel est l'augmentation de la coagulabilité du sang, dépend, dans beaucoup de cas, d'une proportion soit absolument, soit relativement plus considérable de la fibrine.

« L'inopexie du sang, capable de produire de la gangrène par oblitération artérielle, se trouve en particulier dans quelques maladies aiguës graves, telles que la fièvre typhoïde, les exanthèmes fébriles, le choléra, le rhumatisme articulaire aigu, les affections puerpérales, etc. »

(1) Benni, *Th. de doctorat*, 1867.

« L'endocardite ulcéreuse, dit le Dr J. Simon (1), paraît se développer sous l'influence de l'état général dans lequel se trouve placée la femme en couches, *aussi bien avant la parturition qu'après le travail*, c'est-à-dire sous l'influence des altérations profondes de son économie produites successivement par l'état puerpéral. »

L'influence de l'état puerpéral sur la production de l'endocardite ne peut être mise en doute. En effet, dans l'état puerpéral, le sang peut contenir de 7 et 8 p. 1000 de fibrine, tandis qu'à l'état normal il n'en contient que 3. L'augmentation très-notable de la fibrine joue donc ici un rôle important.

Ainsi, dans l'état puerpéral comme chez les sujets en puissance de diathèse rhumatismale, le sang présente une augmentation de fibrine très-considérable. Dans un cas comme dans l'autre, nous nous trouvons donc dans les meilleures conditions pour la production de l'endocardite.

D'après Friedreich, l'endocardite ulcéreuse aiguë a anatomiquement de grandes analogies avec les inflammations diphthéritiques (dans le sens des Allemands) ; ce serait le produit d'une substance *ichoreuse* qui, mêlée au sang, va porter sur divers organes son influence délétère. Elle s'accompagne d'une infection putride ichoreuse, pyoémique du sang.

En pareil cas, la fièvre présente le caractère adynamique, dans la plus grande analogie avec la pyémie ou la fièvre typhoïde. Il se produit ici, sans aucun doute,

_____

(1) *Thèse d'agrégation*, 1866, p. 157.

un liquide spécial, qui, divisé par les valvules, va infecter l'économie. Dans un cas de ce genre, le sang, d'après Virchow, aurait eu une réaction acide. Il faut distinguer cela des accidents produits par le détachement des particules (embolie). — Outre les phénomènes typhoïdes, il y a en même temps souvent développement aigu de la rate. Les sueurs profuses avec miliaire y sont fréquentes, les amauroses et les hémiplégies subites (emboliques) s'y joignent (1).

Virchow (2) a rapporté plusieurs cas de fièvre puerpérale avec absence de lésions du système génital, ou offrant des lésions nullement en rapport avec l'intensité de la fièvre et des autres symptômes. On a trouvé à l'autopsie des affections du cœur qui pouvaient être regardées comme le point de départ des autres altérations pathologiques. C'était le plus souvent une endocardite récente. L'inflammation occupait habituellement la valvule mitrale. Deux fois, des particules détachées de cette valvule avaient été entraînées par la circulation et avaient, en différents points, produit une obstruction des capillaires, et des foyers d'inflammation circonscrite qui, dans la fièvre puerpérale, sont toujours considérés comme d'origine pyémique, mais qui, en raison de leur relation avec l'affection cardiaque, doivent être interprétés autrement et suivant la théorie de l'*embolie capillaire*.

L'observation suivante, empruntée à la thèse de

(1) Friedreich, in *Virchow's Handburch*. (Note qui nous a été communiquée par M. Charcot.)

(2) Virchow, Monat, t. II, p. 409.

M. Vast (1), est un exemple frappant des altérations
dont nous venons de parler.

OBSERVATION V.

Endocardite ulcéreuse débutant trois jours après l'accouchement.
Mort.

Une ouvrière robuste, âgée de 34 ans, accoucha pour la septième fois le 4 novembre 1857 à la Charité de Berlin. Tout alla
bien les deux premiers jours, sauf de légères douleurs dans l'abdomen et dans les varices des cuisses ; lochies normales ; pouls
régulier.

Le troisième jour, frisson qui se répéta à plusieurs reprises ;
l'abdomen resta souple et indolent, les veines des cuisses s'en-
flammèrent, le pouls monta rapidement à 120 et devint irrégulier
et intermittent.

Le huitième jour, nouveau frisson très-intense.

Le neuvième jour, œil droit larmoyant et sensible.

Le dixième jour, la parotide droite s'enflamma.

Le douzième jour, gonflement de l'œil gauche, délire.

Le quatorzième jour, mort.

Autopsie. — Organes génitaux à peu près normaux. Les veines variqueuses de la cuisse étaient remplies de caillots ; toutefois,
leur inflammation était circonscrite et ne se prolongeait pas dans
la cavité abdominale. La *valvule mitrale* était ulcérée et ramollie.
Il ne s'agissait pas d'un simple dépôt de fibrine. La valvule se
boursouffle d'abord et prend un aspect gélatineux, grâce à la
multiplication active de ses cellules propres ; puis elle devient
opaque, inégale, friable, et finalement on la trouve sillonnée par
un grand nombre de petites crevasses ; le courant sanguin détache de cette masse ramollie, crevassée, de petites particules, et

(1) Vast, *Thèse de doctorat*, 1864.

produit ainsi les apparences d'une ulcération. Un grand nombre d'organes (reins, rate, foie, yeux) contenait des foyers métastatiques, tous traversés par une artère dans laquelle on retrouvait les débris de la valvule. Il était facile de les reconnaître en les traitant par la lessive de potasse qui n'y produisait pas plus de changement que dans le tissu de la valvule elle-même, tandis que des caillots fibrineux traités par le même réactif deviennent transparents et se dissolvent en partie.

Dans les yeux, ces foyers siégeaient entre la rétine et la choroïde, et ils avaient été le point de départ d'une ophthalmie interne généralisée.

Une *péritonite* circonscrite à la région épigastrique et aux hypocondres avait pour point de départ un foyer ramolli, cunéiforme de la rate, qui avait nécrosé et perforé la capsule fibreuse de l'organe.

L'*utérus* était complétement sain.

Virchow fait suivre cette observation des réflexions suivantes : On voit par cette nécropsie que *l'utérus étant complétement sain*, les phénomènes de la fièvre puerpérale dépendaient de l'affection cardiaque.

Un semblable résultat nécroscopique a été trouvé dans quatre cas, et, dans un cas, la mort a été occasionnée par un ramollissement de tout le cœur. Virchow s'appuie sur ces faits pour considérer cette affection du cœur comme *puerpérale*, et dans les cas où il y a des *processus métastatiques dans la fièvre puerpérale, il exhorte à examiner le cœur*, surtout dans les cas où l'affection du bas-ventre ne rend pas compte *de la grande fréquence du pouls et de l'état général* (**1**).

Voici quelles sont les conclusions d'un travail de S.

(1) Note communiquée par M. Charcot.

Kirkes sur les conséquences de l'endocardite végétante (1) :

1° Les concrétions fibrineuses des valvules ou des cavités du cœur peuvent être facilement détachées pendant la vie et mêlées au sang.

2° Quand elles sont volumineuses, elles peuvent, étant poussées avec le sang, boucher subitement une grosse artère et empêcher ainsi l'arrivée du sang à une partie importante. Quand elles sont petites, elles peuvent s'arrêter dans les vaisseaux d'un petit calibre et donner naissance, dans les organes internes, à différentes apparences morbides. Dans d'autres cas, les particules mêlées au sang peuvent être extrêmement menues, consister en des débris de fibrine ramollie, et cependant en quantité suffisante pour produire un état d'*empoisonnement* du sang qui se manifeste par la production de symptômes typhoïdes ou par des phlébites.

3° Les effets produits dans ces différents cas et les organes affectés varient suivant le côté du cœur qui a fourni les concrétions fibrineuses. Si c'est le cœur droit, on trouvera dans les poumons des altérations consistant en coagula dans les artères pulmonaires, et en différentes infiltrations du tissu pulmonaire. Si, comme il est le plus fréquent de l'observer, ce sont les valvules du cœur gauche qui ont fourni les concré-

(1) *Des principaux effets du détachement des dépôts fibrineux de l'intérieur du cœur, et de leur mélange avec le sang en circulation,* par W. S. Kirkes, professeur à l'hôpital Saint-Barthélemy de Londres.

tions, celles-ci peuvent se disperser dans un grand nombre d'organes, surtout dans ceux qui, comme le cerveau, la rate et les reins, reçoivent directement une grande quantité de sang.

Il est aussi des cas d'un autre ordre, dans lesquels des symptômes typhoïdes analogues à ceux de l'infection purulente ont été observés pendant la vie, concurremment avec des endocardites simples ou rhumatismales. Les matières dissoutes, demi-liquides ou tout à fait désagrégées qui se mêlent au sang au début ou à la fin de certaines endocardites, peuvent donner à ce liquide une constitution qui le rapproche de l'état qu'il présente dans l'infection purulente; mais nous ferons observer que ce n'est là qu'une vue de l'esprit, et que les faits de ce genre n'ont pas encore reçu leur consécration expérimentale. — Nous ne sommes pas aujourd'hui beaucoup plus avancés sur ce point.

La plupart des faits intéressants présentés par le docteur Kirkes à la *Société médico-chirurgicale de Londres* montrent les caillots entraînés du cœur dans la carotide, obstruant les artères intra-crâniennes, surtout l'artère cérébrale moyenne, et causant consécutivement un ramollissement du cerveau. — L'observation suivante est encore un exemple de ce genre :

OBSERVATION VI (1).

Hémiplégie subite chez une femme accouchée depuis quelques mois. — Endocardite végétante constatée pendant la vie et à l'autopsie.

Une fille de 28 ans, accouchée depuis quelques mois, succombait il y a peu de temps à l'hôpital Beaujon, dans le service de M. Gubler. Entrée pour une hémiplégie subite, elle avait eu des frissons et de la diarrhée. M. Gubler constata qu'il existait en même temps une altération de la valvule mitrale ; survint ensuite un ictère très-prononcé, sans qu'il fût possible cependant de constater la présence de la matière colorante de la bile dans l'urine.

A l'*autopsie* faite par M. Martel, il existait sur la *valvule mitrale* une production *polypiforme* offrant à sa base une perte de substance qui avait produit plusieurs petites excavations. Le *corps strié* du côté gauche se trouvait *ramolli* et l'*artère* de Sylvius était *oblitérée*. Le *foie* était d'une coloration très-jaune, flasque, mou, et comme ratatiné; quelques-unes des cellules hépatiques étaient détruites, puis on en trouvait qui renfermaient des granulations protéiques ou graisseuses, mais sans résine biliaire. La muqueuse *intestinale* était parsemée de taches ecchymotiques.

Dans l'état puerpéral, dit Simpson (2) (où le sang, comme dans le rhumatisme, est surchargé de fibrine et d'autres éléments anormaux), un caillot récent paraît se former quelquefois sur des points rudes de l'intérieur du cœur, et ensuite étant projeté dans le torrent circulatoire, venir oblitérer une ou plusieurs artères. Pour

(1) Lancereaux, *Gazette médicale*, 1862, p. 663.
(2) Simpson, *Obstetric memoirs*, t. II, p. 46.

produire ce résultat, deux éléments sont peut-être nécessaires : 1° une modification chimique du sang dérivant de l'excès de fibrine, ou d'autres causes de coagulation ; 2° une facilité mécanique pour la formation d'un caillot dérivant de la présence de surfaces rudes.

« Le cas suivant d'obstruction artérielle puerpérale se rapporte probablement à cette catégorie. Un polype globulaire, rugueux, tel qu'on en trouve quelquefois dans l'intérieur du cœur, à la suite d'endocardite ou de phlébite, semble avoir servi de noyau pour la formation de la concrétion sanguine.

OBSERVATION VII.

Obstruction des artères iliaques pendant l'état puerpéral. — Mort. — A l'autopsie : concrétions polypiformes du cœur. — Pas de rhumatisme.

La malade, âgée de 33 ans, fut admise à l'hôpital Saint-Thomas le 2 août 1853, dans le service du docteur Ridson Bennett. Elle avait toujours joui d'une bonne santé, mais quelques semaines avant son dernier alitement qui survint neuf semaines avant son admission, elle fut prise de faiblesse, de dyspnée et d'œdème des jambes, avec des douleurs dans le côté gauche et des palpitations.

Elle n'avait jamais eu de rhumatisme.

Le travail fut difficile et le rétablissement fut imparfait. Une quinzaine avant son admission, elle avait eu des douleurs dans la poitrine et dans le bras gauche. Une semaine après survint une syncope apparente avec toux légère et expectoration de sang spumeux.

Quand elle entra à l'hôpital, elle paraissait extrêmement faible ; mais on ne pouvait trouver de cause suffisante pour expliquer ces symptômes alarmants. Cependant les battements du cœur étaient tumultueux, faibles, irréguliers, accompagnés d'un bruit variable. — Il y avait un peu de bouffissure au niveau des articulations, et une douleur générale dans les extrémités inférieures.

Le 5 août, trois jours après son admission à l'hôpital, la jambe gauche parut affectée de phlegmatia alba dolens. Elle était douloureuse, plus pâle qu'à l'état normal, et le pied avait une température inférieure à celle du corps. Un ou deux jours après, le membre du côté opposé présenta des symptômes semblables, et les orteils des deux pieds devinrent ridés et parcheminés.

Le 13 août, les deux membres étaient gangrénés ; des vésicules se montraient sur les cuisses, et l'on ne pouvait trouver la pulsation de la fémorale, jusque sous le ligament de Poupart.

Le 3 septembre, elle eut des symptômes typhoïdes, et mourut le 6.

Autopsie. — On ne trouve pas de végétations sur les valvules du cœur, mais sous les plis de la valvule mitrale il y avait amincissement des parois du ventricule, et un déjettement notable de la cavité, comme un commencement d'anévrysme vrai, diffus.

La cavité ne contenait pas de caillot ; mais à la pointe du ventricule existait un polype ou kyste globulaire adhérent en partie, et un autre très-semblable dans le ventricule droit. Ces *polypes* étaient ramollis à leur centre et remplis de matière puriforme. L'aorte était libre depuis son origine jusqu'à l'artère mésentérique supérieure. A partir de ce point, elle était remplie par un caillot à différents degrés de modification. A la bifurcation de l'aorte, le caillot semblait très-ferme, et adhérait fortement au côté droit e au côté gauche. Les artères iliaques primitives, les artères iliaques externes, et partiellement les internes, étaient remplies, aussi bien que la fémorale, à deux pouces au-dessous de l'aine. Le caillot adhérait fortement aux parois artérielles ; mais si on le détachait, on ne trouvait pas de rugosités sur la paroi interne.

Nous avons vu que l'endocardite puerpérale est loin de s'accompagner toujours de lésions du côté des

viscères (infarctus hémorrhagiques, abcès métastatiques). D'après MM. Hardy et Béhier (1), la coïncidence de désordres organiques dans le poumon, la rate,
le foie avec les ulcérations de l'endocarde se fait sous
l'influence du mauvais état général. L'influence du
mauvais état général ne peut être niée certainement
dans ce cas ; mais nous ne la croyons pas indispen-
sable à la production des lésions qui se rencontrent
souvent dans les différents viscères. En effet, il suffit
qu'il se détache quelques fragments des concrétions
fibrineuses formées dans le cœur, pour aller inter-
rompre la circulation dans une partie plus ou moins
considérable de l'un de ces viscères, et nous connais-
sons les désordres, les désorganisations qui en sont
la conséquence.

L'ENDOCARDITE PUERPÉRALE EST-ELLE DE NATURE

RHUMATISMALE ?

Ainsi que le fait observer M. le professeur Simpson (2),
il existe dans le sang des nouvelles accouchées une
tendance manifeste aux coagulations intra-vasculaires,
qui les prédispose à contracter des affections du cœur,
surtout lorsqu'une cause efficiente, telle que le rhumatisme, vient exagérer cette prédisposition.

L'observation suivante en est une preuve. Et quoique Simpson n'insiste pas sur les manifestations cardiaques pendant la grossesse de cette femme, nous

(1) *Traité de pathologie interne.*
(2) Simpson, *Obstetric memoirs*, t. II, p. 68.

croyons que les végétations verruqueuses trouvées à l'autopsie ont subi une nouvelle poussée si elles existaient déjà, et que le détachement de quelques-uns de leurs fragments s'est produit sous l'influence d'une nouvelle endocardite. La malade qui fait le sujet de l'observation avait eu une attaque de rhumatisme antérieurement, et qui plus est, une endocardite de nature rhumatismale. Elle se trouvait donc dans les meilleures conditions, au milieu de l'état puerpéral, pour avoir une récidive.

OBSERVATION VIII.

Obstruction artérielle par des végétations détachées du cœur, à la suite de l'accouchement. — Endocardite rhumatismale antérieure.

La femme, un an avant d'être enceinte, avait eu une attaque très-forte d'endocardite rhumatismale. Pendant les derniers mois de la gestation, elle souffrit de gêne respiratoire considérable, qui allait quelquefois jusqu'à l'orthopnée. Vers le huitième mois, se produisit une hémorrhagie, et je trouvai que, en dehors des autres complications, elle avait le bord du placenta inséré sur la lèvre postérieure de l'utérus. Après que l'orifice utérin eut été dilaté, les membranes étant rompues depuis quelques heures, sans arrêter l'hémorrhagie qui se faisait toujours avec abondance, je retirai avec le forceps l'enfant encore vivant.

La mère parut se rétablir momentanément de la façon la plus heureuse. Quelques symptômes d'irritation se déclarèrent cependant ; et pendant la seconde semaine, je trouvai un matin que le pouls était insensible au bras droit au-dessous du coude, tandis qu'il était distinct et même fort au-dessus. Ce membre depuis quelques heures était froid, rigide et engourdi.

Au bout de quelques jours, la pulsation dans l'artère radiale droite revint graduellement, mais faiblement. La circulation d'abord dans l'une, puis dans l'autre jambe, parut être affectée d'une façon semblable. A la fin, des symptômes non équivoques de phlébite erratique commencèrent à se montrer, et cinq semaines après l'accouchement, se terminèrent par une attaque fatale de phlegmatia dolens dans le bras gauche et le côté gauche de la face.

A l'*autopsie*, la veine innominée du côté gauche et ses troncs afférents furent trouvés obstrués par de la lymphe coagulable. — L'artère humérale au pli du bras était fermée par un caillot; mais la face interne du vaisseau n'avait aucune apparence de lacération.

Les valvules du cœur gauche étaient couvertes de petites excroissances verruqueuses très-abondantes. Les membres inférieurs ne furent pas examinés.

Voici le résumé d'une autre observation dont le sujet avait présenté une attaque de rhumatisme pendant sa grossesse. Il n'est pas question des symptômes cardiaques, mais l'autopsie a démontré l'existence d'une endocardite.

OBSERVATION IX.

Gangrène du bras et de la jambe gauches, à la suite d'un rhumatisme développé pendant la grossesse. — Mort. — Végétations sur les valvules du cœur.

Le docteur Lever, de l'hôpital de Guy, a rencontré un cas de gangrène du bras et de la jambe gauches, survenue à la suite d'un rhumatisme développé pendant la grossesse. Le bras et la jambe étaient le siége de douleurs vives. Les battements artériels manquaient dans ces deux membres. La malade mourut quelques jours après la délivrance.

A l'*autopsie*, on trouva les valvules du cœur recouvertes de végétations fibrineuses; le même dépôt morbide se rencontrait dans les artères des deux extrémités inférieures. Les veines contenaient également des caillots fibrineux (1).

Le cas suivant est encore un exemple dans lequel la diathèse rhumatismale a joué un grand rôle, puisque, au point de vue de l'intensité c'est le rhumatisme qui tient la première place. L'endocardite a été légère et la malade a guéri.

OBSERVATION X (2).

Endocardite rhumatismale, six semaines après l'accouchement.
Phlegmatia alba dolens dans la jambe gauche. — Guérison.

Une nourrice, âgée de vingt-trois ans, d'une forte stature, mais d'une constitution lymphatique, était affectée depuis dix jours d'un rhumatisme articulaire aigu, lorsqu'elle entra à la Clinique, le 5 janvier 1835, lit n° 4.

Il y avait alors six semaines qu'elle était accouchée. Sa maladie avait commencé par une *courbature* avec léger mal de gorge, suivi de douleur, de ronflement dans la plupart des articulations, et d'une fièvre très-forte. Fièvre violente, battements violents du cœur accompagnés d'un bruit de souffle distinct : pas de douleur notable à la région précordiale qui résonnait à peu près comme à l'état normal. Malaise général : visage un peu anxié; immobilité complète.

Diagnostic : rhumatisme articulaire aigu avec légère endocardite.

Le 8, peu de changement.

Le 11, le bruit de soufflet du cœur persiste.

Le 12, battements du cœur beaucoup moins forts; bruit de souffle léger.

(1) Simpson, *loc. cit.*
(2) Bouillaud, *Traité des maladies du cœur*, 2ᵉ édition, t. II, p. 375.

Le 13, bien.

Le 15, la malade s'est levée dans la nuit, et a été prise peu de temps après d'une vive douleur dans le mollet gauche.

A la visite, le mollet est gonflé, et la sensibilité est telle que la moindre pression est insupportable. Retour de la réaction fébrile.

Le 17, facies toujours très-altéré. Vomissements de matières aqueuses ; pouls faible : 112 à 116.

Le 18, continuation. Le bruit de souffle du cœur existe encore, mais très-faible.

Le 19, nausées sans vomissements, visage meilleur, diminution du gonflement ; pouls à 100 ; moins souple.

Les 20, 21, 22, 23, 24, le visage se ranime. Il reste toujours de la fréquence du pouls.

Les 25 et 26, l'amélioration persiste, malgré la fréquence du pouls et le bruit de souffle.

Le 29, pouls à 96.

Le 30, pouls à 92. La malade ne souffre plus nulle part. La convalescence continue.

L'endocardite puerpérale, au moins dans un certain nombre de cas, est manifestement de nature rhumatismale. L'observation suivante, empruntée à M. Peter, vient encore à l'appui de cette assertion. Là encore, c'est le rhumatisme qui a marqué le début.

OBSERVATION XI (1).

Endo-péricardite rhumatismale coïncidant avec une fausse couche de quatre mois. — Phénomènes typhoïdes. — Mort.

Catherine M..., âgée de 17 ans, entre le 17 décembre à l'hôpital Saint-Louis, salle Saint-Thomas, n° 57. Cette jeune fille est

(1) Peter, *Union médicale*, 1867, n° 12.

enceinte de quatre mois environ, et vomit continuellement depuis cette époque. Très-affaiblie au moment de son entrée, elle est en travail depuis vingt-quatre heures, et dans l'apyrexie la plus complète. Le col utérin est assez ouvert pour laisser passer le doigt qui franchit l'orifice interne. On arrive sur la poche des eaux qui se rompt immédiatement. A dix heures, la fausse couche a lieu. Le fœtus paraît avoir quatre mois. Le soir, la malade se sent très-faible, mais elle ne se plaint pas de douleurs dans les membres. Cependant elle dit *avoir eu des douleurs articulaires il y a deux jours.*

Le lendemain 18 décembre, très-vives douleurs dans les articulations de l'épaule et du coude, ainsi que dans la continuité des membres. Les jambes et les cuisses sont aussi très-douloureuses. Extrême faiblesse, oppression, céphalalgie; pouls à 120, peau chaude. Anorexie, constipation, ventre ballonné, mais non douloureux, pas de nausées. Rien d'appréciable du côté du cœur. Eruption de quelques vésicules sur la peau des jambes.

Le 19, état stationnaire jusqu'à sept heures du soir : à ce moment, la malade est prise d'étouffements avec douleurs au creux épigastrique. M. Peter pense que l'oppression subite tient au développement d'une péricardite. La matité remonte jusqu'à la deuxième côte. Bruit de frottement superficiel aux deux temps du cœur, avec souffle léger et plus profond que le frottement.

Diagnostic : péricardite et endocardite. Pouls à 114; pouls veineux dans les jugulaires. Température dans l'aisselle 40°. Six heures du soir : La malade a ressenti un grand soulagement de l'application de quatre ventouses scarifiées à la région précordiale. Pouls à 106, petit. Temp. 39°,6.

Le 21, à 10 heures du matin, l'amélioration a persisté. Pouls, 100. Temp. 39°,4.

Le 22, la dyspnée a reparu, plus intense que les jours précédents. Pleurésie à gauche : même étendue de la matité cardiaque. Le bruit de souffle au premier temps prédomine sur les bruits de frottement. Céphalalgie, pouls à 108, temp. 40°. Les douleurs, très-vives, se sont localisées dans l'épaule gauche. Douleurs dans es gaînes tendineuses de la main. Les lochies n'ont pas paru. Pas de douleur utérine ni péritonéale. Nouvelle application de ventouses suivie d'amélioration. Pouls 100 ; T. 40°.

Le 23, oppression moins forte qu'hier; Pouls 108 ; T. 39°,6.

Le 24, la dyspnée a reparu plus intense que la nuit dernière. Épanchement pleurétique à droite. Frottement cardiaque plus doux que la veille. Pouls 108 ; T. 40°,4.

Le 25, même gravité des symptômes. Pouls 108 ; T. 40°,4.

Le 26, grande oppression, persistance de l'épanchement pleurétique à droite ; diminution notable à gauche. Le bruit de souffle du cœur est assez fort; mais le frottement péricardique ne s'entend plus. Douleur vive dans l'épaule droite. Pouls 112 ; T. 39°8.

Le 27, délire dans la nuit qui vient de s'écouler. Ce matin, yeux vagues, pommettes rouges, lèvres noirâtres, légèrement fuligineuses, en deux mots, *état typhoïde* qui vient encore aggraver toutes les déterminations rhumatismales qui se sont développées sous nos yeux. L'épanchement pleurétique a encore augmenté à droite. — Ventre ballonné, mais non douloureux. Pouls 112 ; T. 39°,4. Pronostic mortel.

Le 28, état typhoïde plus accentué qu'hier. Délire toute la nuit. Ce matin, réponses lentes et difficiles aux questions. Tendance au sommeil. Réapparition des signes de l'épanchement pleurétique à gauche, augmentation de celui de droite. Dyspnée intense, respiration courte et fréquente. Pouls 112 ; T. 39°,4. Agonie à six heures du soir. Mort le 29 à 5 heures du matin, treizième jour après la fausse couche.

AUTOPSIE. — Le *péricarde* est au moins triplé d'épaisseur. Sa cavité est remplie par un liquide séreux, louche, mais *non purulent*, dont la quantité peut être évaluée à un grand verre. Ce liquide évacué, on trouve une grande quantité de fausses membranes sur le cœur. La tunique séreuse du péricarde est infiltrée d'éléments plastiques. Sa surface interne, vascularisée dans toute son étendue, est tout-à-fait dépolie.

Cœur. — La valvule mitrale, saine dans la plus grande partie de son étendue, présente sur une de ses valves, près du bord libre de celle-ci, une petite zone pseudo-membraneuse de 3 à 4 millimètres de largeur. La valvule mitrale a de plus perdu sa transparence.

Il n'y a rien à la valvule tricuspide. Les valvules sigmoïdes de l'aorte sont opaques, comme infiltrées de sérosité, présentent un aspect gélatiniforme, et ont perdu leur consistance. Même altération, mais moins avancée, sur les valvules sigmoïdes de l'artère pulmonaire. On trouve dans l'épaisseur de la paroi antérieure de l'oreillette gauche un foyer gros comme une noisette, et contenant un liquide ayant l'aspect du pus.

Poumons. — La partie moyenne et postérieure du poumon droit est complétement carnifiée, et sa densité en cet endroit est plus considérable que celle de l'eau. On ne trouve nulle part de traces d'abcès métastatiques. La plèvre correspondante est considérablement épaissie. Il y a dans chaque cavité pleurale un épanchement d'un litre au moins de sérosité louche, mais non purulente.

Cerveau. — Injection considérable des méninges. La pie-mère présente un aspect opalescent, dû à l'infiltration de sérosité dans son épaisseur; cependant il n'y a pas de liquide épanché dans les anfractuosités du cerveau, ni à la base de cet organe. Aucune adhérence entre la pie-mère et le cerveau. Le tissus de cet organe est sain, de même que la voûte à trois piliers et le *septum lucidum.* Il n'y a pas d'épanchement dans les ventricules.

Foie. — Volumineux, ne présentant aucune altération. Pas d'abcès métastatiques, même commençants.

Péritoine. — Intact dans toute son étendue; on n'y trouve aucune espèce d'épanchement.

Utérus. — Complétement revenu sur lui-même; son tissu offre une très grande consistance; on l'incise dans tous les sens, et l'on n'y trouve de pus nulle part. Les annexes de l'utérus sont sains; on n'y trouve pas davantage trace d'inflammation ni de suppuration. La veine cave, les veines hypogastriques et iliaques sont saines.

Articulations. — On ouvre les articulations scapulo-humérale et coxo-fémorale gauches, et on les trouve remplies de pus. Il y a du pus dans les deux muscles grand-pectoraux. On n'en trouve pas ailleurs.

M. Peter fait suivre son observation des réflexions suivantes : « L'absence de pus dans l'utérus ou dans les annexes, d'une part; l'absence d'abcès métastatiques dans les poumons et le foie, d'autre part, prouvent sans réplique que la malade n'avait pas succombé à une résorption purulente dont le point de départ eût été l'utérus et ses veines. »

Simpson, tout en signalant l'influence de l'état puerpéral sur la production de l'endocardite, est bien loin de nier l'influence rhumatismale. Nous sommes heureux de partager son opinion sur ce sujet, et nous croyons que pour peu qu'il y ait une prédisposition au rhumatisme, l'état puerpéral doit en favoriser la manifestation. Dans certains cas, ainsi que nous l'avons vu, il y a eu des antécédents rhumatismaux, et là le doute n'est plus possible. Dans d'autres, on n'a pu trouver de manifestations rhumatismales antérieures à l'apparition de l'endocardite. Mais l'endocardite puerpérale n'est-elle pas alors elle-même la première manifestation de la diathèse rhumatismale, manifestation à laquelle ont contribué pour une large part les conditions physiologiques dans lesquelles se trouve la femme pendant l'état puerpéral, principalement l'altération du sang. Dans plusieurs observations, nous voyons, en effet, quelques articulations prises, et la diathèse se manifester simultanément du côté du cœur et du côté des jointures.

Nous sommes donc assez porté à considérer l'endocardite puerpérale comme une manifestation rhumatismale : la première dans certains cas; la seconde ou
la troisième manifestation dans d'autres. Nous n'avons
pas un nombre suffisant d'observations dans lesquelles
les antécédents aient été recherchés à ce point de vue,
pour pouvoir conclure d'après des faits ; mais il y a
certainement de grandes probabilités en faveur de la
nature rhumatismale de l'endocardite pendant l'état
puerpéral.

Dans un cas comme dans l'autre, pendant l'état puerpéral, la femme se trouve dans les mêmes conditions
que celle qui est soumise à la diathèse rhumatismale.
Elle a une augmentation de la fibrine du sang plus
considérable encore que dans le rhumatisme, et l'on
conçoit que les deux influences réunies ne peuvent
manquer de favoriser la production de l'endocardite.
La femme rhumatisante possède un sang beaucoup plus
riche en fibrine qu'a l'état normal (4 à 5 pour 1000 au
lieu de 3); le sang, dans l'état puerpéral, contient 7 à
8 pour 1000 de fibrine. Chaque cause prédisposante à
elle seule suffirait largement à la production de l'endocardite, s'il arrive une cause occasionnelle quelconque;
et à plus forte raison le sujet qui les réunit toutes les
deux se trouve prédisposé à l'endocardite. C'est surtout
à ce point de vue que nous avons considéré l'endocardite puerpérale. Il serait intéressant de suivre les malades qui ont présenté de l'endocardite puerpérale sans
avoir eu d'antécédents rhumatismaux, afin de voir si
dans la suite on observerait sur le même sujet des ma-

nifestations franchement rhumatismales. Malheureuse-
ment les cas de guérison d'endocardite puerpérale sont
encore peu nombreux, de sorte que ce point est encore
loin d'être jugé.

CHAPITRE V.

SYMPTÔMES.

Nous diviserons les symptômes en *symptômes locaux* et *symptômes généraux*. Les premiers ne présentent rien de spécial dans l'endocardite puerpérale; toutefois ils peuvent manquer. Quant aux seconds, nous les étudierons un peu plus longuement à cause de leur importance au point de vue du diagnostic.

Symptômes locaux. — Ils ne diffèrent pas sensiblement de ceux que l'on observe dans l'endocardite en dehors de l'état puerpéral. Ce sont : une anxiété vive, de la dyspnée, des palpitations. Les signes physiques fournis par l'auscultation du cœur sont surtout importants. On entend des bruits de souffle dont le siége et le temps varient suivant le siége de la lésion elle-même. Nous avons vu que dans certains cas, rares il est vrai, aucun de ces signes n'existe, et que l'on en est réduit, pour se guider, aux seuls symptômes généraux (voy. *Obs. I*).

Il est important de noter que le développement des signes physiques est très-rapide et qu'ils arrivent en peu de temps à leur summum. On voit dans certains cas survenir brusquement un bruit de souffle intense au second temps, indiquant qu'il s'est produit une insuffisance aortique qu'on ne peut expliquer que par la rupture ou la perforation d'une valvule.

Le souffle au premier temps est quelquefois doux, léger, facile à méconnaître si l'on n'a pas une grande habitude, d'autres fois, fort, rude et simulant des bruits de lime, de râpe ou de scie. Quand ces derniers bruits existent, on peut être en général certain de l'existence de dépôts fibrineux, ou de l'épaississement des valvules; si l'auscultation ne nous accuse que des bruits doux et légers, on peut être certain dans le plus grand nombre des cas qu'il n'existe qu'un très-léger gonflement, une lésion superficielle. Les bruits rudes, les bruits de râpe se rencontrent surtout dans l'endocardite chronique. S'il existe un double bruit de souffle, on sera forcé d'admettre une double lésion, c'est-à-dire une insuffisance aortique survenue par l'extension de proche en proche de l'altération des valvules auriculo-ventriculaires. Il est aussi très-important de ne pas prendre pour le souffle de l'endocardite un souffle anémique. Les auteurs ont d'ailleurs assez insisté sur cette distinction pour qu'il nous suffise de la signaler.

Enfin il est des cas où l'on n'entend pas le moindre bruit de souffle, et où l'endocardite typhoïde n'en existe pas moins. Tel est, par exemple, le fait observé par M. le professeur Hardy et que nous avons donné en détail (*Obs. I*).

Les battements du cœur sont accélérés, superficiels;

s'ils sont sourds, ils indiquent la présence de concrétions polypiformes dans le cœur. On observe de 120 à
160 battements par minute. L'irrégularité, l'intermittence, l'inégalité ne se joignent généralement à la fréquence que lorsqu'elle est à son summum. Cette fréquence des battements du cœur serait due, selon
M. Bouillaud, à l'endocardite elle-même, et non à la
fièvre symptomatique. Cependant, ce savant professeur dit plus loin que l'absence de fièvre dans l'endocardite est un fait exceptionnel.

« Le pouls, dans l'endocardite, disent MM. Hardy
et Béhier (1), n'est pas toujours en rapport exact de
fréquence et de force avec les battements du cœur. A
des battements forts, énergiques, larges et fréquents,
correspond parfois un pouls fort et vibrant ; mais souvent aussi cette ampleur et cette force des battements
s'accompagnent d'un pouls petit et peu développé. On
voit même des battements du cœur ne pas donner lieu
à un battement du pouls ; c'est là un indice de la formation de concrétions fibrineuses considérables, ou de
sécrétions pseudo-membraneuses très-abondantes ;
alors surviennent la pâleur du visage, l'anxiété, la jac-
tation, les défaillances, les éblouissements et même
la syncope. » Enfin les phénomènes cardiaques peuvent passer inaperçus pour le malade et pour le médecin. C'est ce qui arrive quelquefois dans le cas d'endocardite puerpérale.

Nous regrettons de n'avoir à présenter aucun tracé

______

(1) *Pathologie interne.*

sphygmographique qui dans ce genre d'endocardite pourrait être d'un grand intérêt.

Symptômes généraux. — Ce qui donne surtout à la maladie son cachet particulier, et la différencie complétement de l'endocardite simple, ce sont les symptômes généraux. Ils se présentent sous deux formes bien distinctes que l'on a désignées sous les noms de *forme typhoïde* et *forme pyohémique.*

Ces formes particulières de la maladie sont dues aux mauvaises conditions dans lesquelles se trouve la malade au moment où la phlegmasie se développe. Nous dirons plus, l'endocardite puerpérale n'est qu'une manifestation d'un état général mauvais, d'une altération primitive du sang.

De ces deux formes, la typhoïde et la pyohémique, c'est la première qui est la plus fréquente pour l'endocardite puerpérale. Elle est caractérisée par la présence de symptômes ataxo-adynamiques. La prostration des forces est extrême; il y a une hébétude très-prononcée; la température du corps est très-élevée, ainsi que nous l'avons vu dans le cas de M. Hardy où elle a été prise avec beaucoup de soin par M. Habran, interne du service. On remarquera, sur le tracé ci-après, l'élévation graduelle et constante de la température jusqu'à la mort. Enfin on notera les frissons erratiques, la sommolence, le subdelirium et même le délire, la sécheresse de la langue, l'augmentation de volume de la rate, parfois du catarrhe bronchique, des vomissements, du météorisme, du ballonnement du ventre et de la diarrhée. La peau est très-chaude et sur plusieurs parties du corps se manifestent même des taches ecchymotiques et des sudamina. Presque jamais dans les faits observés jusqu'ici, on n'a rencontré de taches rosées lenticulaires sur la paroi abdominale. Quant à l'épistaxis, elle a été observée dans deux cas (*Obs. I et II*). La céphalalgie n'est pas constante.

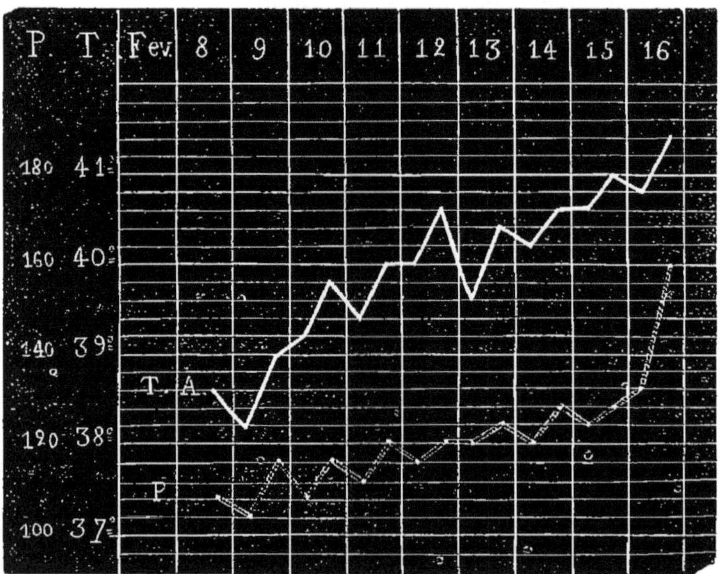

Nous voyons que les symptômes précédents ressemblent beaucoup à ceux de la fièvre typhoïde. La forme pyohémique, au contraire, présente presque tous les phénomènes de l'infection purulente. Dans la forme typhoïde, les symptômes que nous venons d'énumérer représentent presque à eux seuls tout l'état morbide; dans la forme pyohémique, ils s'accompagnent de frissons violents, revenant sous forme d'accès. Ces frissons souvent très-prononcés sont suivis de chaleur et de sueur ; tantôt les accès reviennent à des intervalles assez réguliers pour qu'on ait pu croire à une fièvre intermittente ; tantôt ils sont assez irrégulièrement espacés. L'état général reste grave dans l'intervalle des accès, et la fièvre persiste. Tout ce cortége de phénomènes morbides accompagne les symptômes ataxo-adynamiques, qui existent seuls dans la forme typhoïde.

Il est assez fréquent d'observer des symptômes de congestion du côté des principaux viscères ; quelquefois une amaurose subite ou des signes d'oblitération des artères des membres. L'augmentation de volume de la rate est très-importante. On trouve quelquefois des phlyctènes sur certaines parties du corps, et en particulier sur les orteils et les doigts (*Obs. I*), ainsi que nous l'avons déjà dit à l'article *Anatomie pathologique*. On a aussi trouvé sur la conjonctive des phlyctènes remplies de sérosité tantôt citrine, tantôt un peu sanguinolente (*Obs. I*). Au-dessous de ces phlyctènes, on trouve un commencement de gangrène du derme. Ces lésions sont dues évidemment à des embolies. On a observé quelquefois des phénomènes de ramollissement du cerveau et de la paralysie. Il n'y a guère que l'embolie des artères cérébrales qui puisse expliquer ces symptômes.

En résumé, ces deux formes de l'endocardite puerpérale ne sont pas toujours très-tranchées. Tantôt elles s'enchevêtrent en quelque sorte par leurs symptômes,

tantôt elles alternent; de sorte que souvent il n'est
pas aussi facile qu'on pourrait le croire de préciser si
une endocardite puerpérale appartient exclusivement
soit à la forme typhoïde, soit à la forme pyohémique.
Ce qui nous a le plus frappé dans la variété d'endocardite que nous étudions, c'est l'absence complète, dans
certains cas, de symptômes cardiaques. Enfin, il arrive souvent dans l'endocardite puerpérale que l'état
général prime tout; que l'affection cardiaque éveille à
peine l'attention, et dans quelques cas, malgré les infarctus nombreux qu'on trouve à l'autopsie, il n'y a pas
de symptômes d'infection purulente. Il peut arriver,
si l'on n'est prévenu, que l'attention soit éveillée du
côté du cœur seulement quelques jours avant la mort
de la malade.

CHAPITRE VI.

Nous traiterons d'abord du diagnostic de l'affection
en elle-même, d'après : 1° les symptômes locaux;
2° les symptômes généraux. Puis nous passerons ensuite au diagnostic différentiel de l'endocardite puerpérale et des maladies locales avec lesquelles on pourrait, jusqu'à un certain point, la confondre, et enfin au
diagnostic différentiel de cette même endocardite com-
parée aux maladies générales qui présentent avec elle
une certaine ressemblance quant aux symptômes.
C'est principalement sur ce dernier point que porte
toute la difficulté du diagnostic; aussi le traiterons-
nous avec un peu plus de détails.

1° *D'après les symptômes locaux.*

A. *Fonctionnels.* — Les symptômes fonctionnels sont
loin d'être constants dans l'endocardite puerpérale :
les palpitations, la gêne, quelquefois la douleur dans
la région du cœur, et une difficulté croissante de la

respiration, telles sont les manifestations dont le diagnostic peut tirer profit.

B. *Physiques.* — L'examen physique du cœur peut seul nous éclairer et ne doit jamais être négligé quand même *aucun* symptôme particulier ne réclame cette investigation locale. Si, à l'examen du cœur, nous le trouvons augmenté de volume, si les bruits sont plus sourds, quoique superficiels, et si le premier est accompagné d'un bruit de soufflet trop rude pour être rapporté à l'anémie, nous n'hésiterons pas à diagnostiquer une endocardite avec lésion de l'orifice aortique. C'est, en effet, d'après la localisation des bruits qu'on arrive autant que possible à diagnostiquer le siége des altérations de l'endocarde.

2° *D'après les symptômes généraux.*

A. *Typhoïdes.* — Les symptômes généraux sont d'un grand secours dans le diagnostic. En effet, ils existent quelquefois seuls, ainsi que nous l'avons déjà fait remarquer, dans l'endocardite puerpérale. « Rappelez-vous, dit Trousseau, que ces symptômes (les symptômes typhoïdes) peuvent s'observer en dehors de toute manifestation rhumatismale, et votre attention, désormais éveillée sur cette étiologie organique spéciale des infections du sang, vous permettra de soupçonner qu'une altération valvulaire du cœur est quelquefois la source de symptômes qui n'avaient pas encore reçu d'interprétation satisfaisante. »

Voyons d'abord ce que le diagnostic peut tirer des symptômes typhoïdes. Il s'agit d'une femme au hui-

tième mois de la grossesse, par exemple, elle accuse
une fatigue générale depuis quelques jours, puis il est
survenu de la céphalalgie, une hébétude très-prononcée, de la prostration des forces; la malade ne peut
rester asssise sur son lit sans éprouver des étourdissements. Il y a de la fièvre, des sueurs ; peut-être même
y a-t-il eu un frisson au début. Pas de diarrhée, pas de
vomissements, pas de douleur de ventre plus que de
ballonnement. On ne sent pas de gargouillements dans
la fosse iliaque, et on ne trouve pas de taches lenticulaires rosées. Si l'on se borne à cet examen, on croira
avoir affaire à une fièvre continue à laquelle il manque
quelques symptômes, en un mot, à une fièvre continue
fruste, pour me servir de l'expression de Trousseau.
Mais, portant notre examen du côté du cœur, si nous
trouvons quelques-uns des signes de l'endocardite, soit
fonctionnels, soit physiques, nous en conclurons à
l'existence d'une endocardite puerpérale. S'il n'y a
aucune manifestation du côté du cœur, notre attention
n'en sera pas moins éveillée de ce côté par l'état dans
lequel se trouve la malade ; absolument comme chez
un individu en puissance de diathèse rhumatismale,
nous ne manquerons pas d'explorer le cœur, lors même
qu'il n'y aurait aucune manifestation articulaire, et que
les symptômes généraux observés paraîtraient se rapporter à toute autre affection que l'endocardite. Ainsi,
l'endocardite puerpérale s'accompagnant presque toujours de symptômes typhoïdes, on ne doit pas négliger
l'examen du cœur chez la femme qui les présente, surtout si elle est dans l'état puerpéral.

B. *Pyohémiques.* — Si la malade que nous avons à examiner, toujours dans l'état puerpéral, présente un certain nombre des symptômes que nous venons d'énumérer, et que ces symptômes soient accompagnés de frissons violents, revenant surtout le soir, sous forme d'accès, si ces frissons, souvent très-prononcés, sont suivis de chaleur et de sueur, et reviennent à des intervalles assez réguliers, enfin si, dans l'intervalle des frissons, la fièvre, la température élevée persistent, s'il y a de la carphologie, des signes d'embolie, des phlyctènes aux extrémités des membres, nous devrons penser à une endocardite puerpérale, surtout si à ces symptômes généraux se joignent quelques symptômes locaux de l'endocardite. Il n'est pas toujours facile de diagnostiquer clairement si l'endocardite puerpérale appartient à l'une ou à l'autre de ces deux formes, et cela ne peut se faire souvent que par la prédominance de quelques symptômes.

Diagnostic différentiel de l'endocardite puerperale et des maladies locales avec lesquelles on pourrait la confondre. — Nous croyons inutile de répéter ici ce qui a été fait sur le diagnostic différentiel de l'endocardite et de certaines affections du cœur avec lesquelles on pourrait la confondre, telles que la péricardite, la cardite, l'hypertrophie, la névralgie du cœur et les palpitations nerveuses. Il n'y a rien à ajouter sur ce point, si au lieu de l'endocardite simple, il s'agit de l'endocardite puerpérale. Nous dirons quelques mots du diagnostic différentiel de l'endocardite puerpérale récente et de l'endocardite ancienne, et nous nous étendrons longuement sur le diagnostic différentiel de l'endocardite et des maladies générales se rencontrant souvent chez les femmes qui traversent l'état puerpéral.

Endocardite récente et endocardite ancienne. — Quand pendant l'état puerpéral il se développe au cœur un souffle intense, rude, sec, on est presque certain de l'existence d'une endocardite aiguë. Il n'y aura plus de doute, si à ce signe s'ajoutent le malaise, l'anxiété précordiale, l'impulsion plus marquée du cœur, l'accélération des battements restés superficiels. Si encore le souffle change de siége et de rhythme, on pourra, sans craindre d'être dans l'erreur, l'attribuer à une inflammation récente de l'endocarde.

S'il s'agit d'une endocardite ancienne, le caractère, le timbre, la rudesse, le dédoublement du souffle, qui peut même être triple, les inégalités, les irrégularités de l'impulsion cardiaque, l'augmentation de la matité précordiale, indiquent une hypertrophie et non une péricardite ; du côté du pouls : inégalité, irrégularité, intermittence ; enfin la gêne de la respiration, les palpitations, etc., que la malade dit éprouver depuis longtemps, tout cela, en un mot, éclairera suffisamment l'observateur, pour qu'il puisse reconnaître qu'il a affaire à une endocardite ancienne. Il pourrait néanmoins arriver qu'une endocardite récente vînt compliquer une endocardite chronique, les récidives étant fréquentes pour cette affection ; mais alors on trouvera l'existence de nouveaux bruits de souffle, et d'un autre côté, les symptômes ne revêtent pas la forme typhoïde dans l'endocardite ancienne.

Diagnostic différentiel de l'endocardite puerpérale et des maladies générales pouvant la simuler. — 1° *Anémie profonde.* Les symptômes typhoïdes, dans ces cas assez rares, il est vrai, ont pu avoir leur source dans un état d'anémie profonde, et ce cas peut se présenter chez une femme récemment accouchée, surtout lorsqu'elle a perdu beaucoup de sang. On remarque alors une adynamie profonde, de la gêne du côté de la respiration et de la circulation, des palpitations, des étourdissements même si la malade essaie de s'asseoir dans son lit. On peut avoir à noter également de la céphalalgie. Enfin, si l'on explore le cœur, on ne trouve rien de bien notable à la percussion ; mais à l'auscultation, on trouvera un bruit de souffle doux, très-marqué au premier temps et à la base. Ce souffle se prolonge dans les gros vaisseaux, et si l'on ausculte les carotides, la droite surtout, on entendra un bruit de souffle continu avec renforcement (bruit de diable). Nous n'avons pas à insister ici sur la différence de ce bruit de souffle et de celui qu'on entend dans l'endocardite.

Notons que dans le cas d'anémie extrême, on ne rencontre pas de délire, pas de ballonnement du ventre, à moins qu'il n'y ait quelque affection de ce côté. Pas de gonflement de la rate, et il n'existe ni sudamina, ni pétéchies. On ne trouve pas la même sécheresse de la langue, la même pulvérulence des narines que dans la forme typhoïde de l'endocardite puerpérale.

2° *Phthisie rapide* (Trousseau). — Nous ne croyons

pas devoir nous étendre longuement sur le diagnostic différentiel de l'endocardite puerpérale et de la phthisie rapide. En effet, lorsque le cas se présente, c'est le plus ordinairement chez une femme ayant déjà présenté des signes de phthisie soit avant, soit pendant la grossesse. D'un autre côté, l'affection peut avoir couvé en quelque sorte pendant la grossesse, pour éclater après l'accouchement. Dans un cas comme dans l'autre, la toux fréquente, les points de côté répétés, les hémoptysies, s'il y en a, l'amaigrissement rapide, la diarrhée, les sueurs nocturnes abondantes, enfin l'examen de la poitrine pour le poumon et pour le cœur donneront pour l'une de ces affections des signes positifs, et pour l'autre des signes négatifs, à moins, pourtant, qu'il n'y ait coïncidence entre les deux affections, ce qui est rare. D'ailleurs, dans l'endocardite, la fièvre est plus intense que dans la phthisie où le pouls s'élève surtout le soir ; il y a souvent du délire, ce qui est rare dans la phthisie. Dans cette dernière affection, il y a de la toux et des crachats qui manquent dans l'endocardite. Toutefois il faut convenir que le diagnostic, si l'auscultation et la percussion ne donnaient rien, deviendrait très-difficile, dans le cas surtout où la phthisie ne s'accompagne pas d'un amaigrissement très-prononcé. C'est surtout ce qui peut arriver pour l'affection dont nous allons nous occuper.

3° *Phthisie aiguë ou galopante* (Trousseau), *granulie* (Empis). — C'est lorsqu'elle revêt la forme typhoïde qu'elle pourrait être confondue avec l'endocardite puerpérale. L'état général, dit Trousseau (1), caractérise surtout la maladie, et quelquefois cet état général simule à s'y méprendre la fièvre typhoïde. Les symptômes accusés par le sujet, les phénomènes observés par le médecin sont une céphalalgie intense, un air de stupeur, du subdelirium qui se change plus tard en un délire plus ou moins violent; il y a aussi souvent des soubresauts des tendons. La face, au lieu d'être pâle, est injectée, mais n'offre pas cette coloration rouge par plaques limitée aux pommettes, que l'on remarque chez les individus atteints de phthisie ordinaire, principalement dans les recrudescences du soir de la fièvre hectique. Elle ne présente pas non plus cette teinte ictérique, jaunâtre, qui se remarque souvent dans l'endocardite puerpérale. Le mouvement fébrile, dit encore Trousseau (2) en parlant de la phthisie galopante, est très-prononcé, et la chaleur de la peau, non accusée par la malade, est en rapport avec l'accélération des battements du pouls. Le ventre garde sa souplesse et sa tension normales; la pression dans la fosse iliaque droite ne détermine pas de gargouillements, il n'y a point de diarrhée; enfin, et c'est là un fait essentiel à noter, jamais on n'a rencontré les taches rosées lenticulaires de la dothiénentérie. Dans cette forme typhoïde de la phthisie galopante, le début est généralement brusque; il est marqué par des frissons plus ou moins violents.

L'ensemble de ces symptômes, moins quelques-uns,

(1) Trousseau, *Clinique de l'Hôtel-Dieu.*

(2) Trousseau, *loc. cit.*

convient parfaitement à l'endocardite à forme typhoïde, et l'on conçoit que le diagnostic présente une certaine difficulté, tant que l'on n'aura pas constaté les lésions pulmonaires, et surtout si l'on a affaire à l'un de ces cas où l'auscultation du cœur n'apprend rien. Au début, il n'est donc pas toujours facile de se prononcer. Il faut dire que dans certains cas d'endocardite puerpérale, le diagnostic ne peut être fait que par exclusion.

L'observation suivante, que M. Charcot a bien voulu nous communiquer, est un exemple de la difficulté du diagnostic de l'endocardite. En effet, dans ce cas, on fut sur le point de diagnostiquer une tuberculisation aiguë.

OBSERVATION XII (1).

Endocardite avec concrétions polypiformes pendant la grossesse. — Symptômes généraux ayant fait penser à une tuberculisation aiguë. — Mort.

By (Eugénie), âgée de trente-deux ans, journalière, entre, le 1ᵉʳ avril 1859, au n° 8 de la salle Sainte-Marthe, à l'hôpital de la Pitié. Elle est enceinte de sept mois; malade depuis quatre jours, elle ne se rappelle pas l'avoir été antérieurement. Elle a été prise d'un frisson assez violent, d'un malaise général et d'un point de côté à droite qui lui rend la respiration difficile. A son entrée à l'hôpital, elle présente l'état suivant : fièvre intense, respiration difficile; on trouve de la matité, du râle crépitant et du souffle en arrière et au milieu du poumon droit. Au même niveau du côté gauche, on trouve de la matité et un souffle assez étendu, mais très-doux, sans râles, et tout à fait superficiel. Ventouses et larges vésicatoires.

(1) Communiquée par M. Charcot.

La malade accouche naturellement le 3 avril. L'enfant meurt au bout de trois ou quatre heures. Deux jours après, tous les phénomènes du côté gauche avaient complétement disparu. La pneumonie, à droite, marchait régulièrement. Mais au même moment, la malade fut prise dans le mollet droit de douleurs assez vives qui ne durèrent que quatre ou cinq jours, sans qu'il y eût le moindre œdème à la jambe. Bientôt la pneumonie disparut, et alors il n'existait rien au cœur. La malade paraissait rétablie, mais la fièvre persistait toujours. Le pouls avait une très-grande fréquence, avec exacerbations le soir. Cet état dura longtemps, et dans les premiers jours du mois de mai, sans autre signe, avec la fièvre, qu'un facies très-altéré, on était très-disposé à diagnostiquer une tuberculisation aiguë. Cependant, il n'y avait rien dans les poumons pour justifier complétement un pareil diagnostic. Enfin, le 15 mai, au matin, on constata un double bruit de souffle au cœur. Le plus marqué siége à la base et s'entend au premier temps; il est assez doux, superficiel, et ne s'accompagne d'aucun frottement. Rien autre chose. La fièvre persiste.

Le 17 au soir, même état; on observe un peu d'emprosthotonos, avec mouvements latéraux de la tête, irréguliers et involontaires, tantôt à droite, tantôt à gauche. Pas de délire. Connaissance parfaite.

Le 18, les mouvements de la tête ont un peu diminué; mais l'état général va s'empirant. Le soir, la malade commence à asphyxier. On entend toujours les deux bruits de souffle.

Le 19 au matin, mort.

Autopsie le 20, vers dix heures du matin. — L'aspect extérieur du cadavre ne présente rien de particulier; il n'y a pas d'œdème des membres.

L'encéphale offre une consistance normale. La dure-mère est intacte au-dessous, les circonvolutions sont aplaties comme si le cerveau était à l'étroit dans son enveloppe, et par conséquent augmenté de volume. L'arachnoïde et la pie-mère sont un peu injectées. A la surface, pas de pus, pas de fausses membranes, pas de granulations. A la base du cerveau, on constate dans certains

points, et principalement au niveau du confluent postérieur, l'é-
paississement de la pie-mère jaunâtre et ayant l'aspect d'une véri-
ritable fausse membrane recouverte de pus; sur toute la base du
cerveau, on ne trouve pas la moindre granulation. A l'intérieur,
il n'est pas très-injecté; dans les ventricules, surtout dans le droit,
existe de la sérosité peu abondante, verdâtre, purulente. Les
plexus choroïdes sont décolorés, flétris comme s'ils avaient ma-
céré.

Le *cervelet*, la moelle allongée et la protubérance annulaire
sont parfaitement sains.

Les *organes respiratoires* présentent les lésions suivantes : les
deux poumons sont rougeâtres et présentent à la coupe cet aspect
comme splénisé, d'un rouge brun caractéristique. Dans leur pa-
renchyme, au sommet comme à la base, on ne constate aucune
granulation tuberculeuse. Le *foie* est ramolli et un peu graisseux.
La *rate*, très-volumineuse, paraît saine. Les *reins* et l'*utérus* ne
présentent rien de particulier. Ce dernier organe est tout à fait
revenu à son volume normal. C'est surtout dans le cœur que se
trouvent les lésions les plus importantes. L'aorte est saine. On ne
trouve rien dans l'artère crurale droite, quoique la malade eût
éprouvé des douleurs dans ce membre. Rien dans les carotides,
ni dans l'artère pulmonaire.

Cœur. — Le *péricarde* est sain ; le cœur est dans un état d'hypertrophie assez grande ; sa cavité a augmenté avec un amincissement considérable des parois. Son tissu musculaire a une apparence graisseuse; ses fibres sont jaunâtres, comme infiltrées de
graisse. Tous les orifices sont sans lésions, excepté l'orifice aortique. L'une des valvules sigmoïdes est perforée, et sur sa face
aortique se trouve un champignon fibrineux se désagrégeant assez
facilement. Il est irrégulièrement sphérique et présente environ
2 cent. de diamètre. Cette masse fibrineuse détermine une insuffisance de la valvule. L'endocarde ne paraît présenter rien de
particulier.

4° *Ictère grave.* — *Ictère hémorrhagique.* — On pourrait, jusqu'à un certain point, confondre l'ictère grave avec l'endocardite puerpérale ; mais dans ce dernier cas les symptômes cardiaques sont nuls ; et il y a des hémorrhagies par diverses voies. Dans ces cas d'ictère, la coloration de la peau est jaune intense, et signale le début de l'affection, tandis que la teinte ictérique de la peau, dans certains cas d'endocardite puerpérale, ne se déclare que plusieurs jours après le début. En un mot, l'apparition de l'ictère, quand il existe déjà des phénomènes graves tels que : dyspnée, frissons, accidents du côté du tube digestif, sans aucune tendance aux hémorrhagies, peut faire supposer avec raison que l'ictère est sous l'influence de lésions consécutives à l'endocardite puerpérale.

MM. Charcot et Vulpian croient que plusieurs cas considérés comme des exemples d'ictère grave doivent être rapprochés de ces formes d'endocardite accompagnées d'ictère.

5° *Choléra.* — Dans quelques cas, on pourrait confondre les accidents qui se développent sous l'influence de l'endocardite avec ceux du choléra. En effet, si c'est pendant une épidémie, les frissons, les vomissements, la diarrhée, les crampes même, peuvent jusqu'à un certain point faire croire à une attaque de choléra. Toutefois, le diagnostic différentiel ne peut faire l'objet d'une grande difficulté, car le caractère bilieux des déjections, l'existence des phénomènes cardiaques, le pouls vibrant, ne laissent pas longtemps dans l'incertitude.

6° *Fièvre intermittente.* — Lorsque les phénomènes ataxo-adynamiques s'accompagnent de frissons très-marqués revenant par accès, on peut songer tout d'abord à l'existence d'une fièvre intermittente, surtout dans les pays où cette maladie est endémique et revêt des caractères pernicieux. Cette erreur a été commise plusieurs fois dans le cas d'endocardite ulcéreuse.

Dans la fièvre intermittente, les frissons ne reviennent pas plusieurs fois par jour, ils sont plus réguliers. Entre deux accès, sauf les cas d'accès subintrants, l'apyrexie est complète, et, dans ces cas, le sulfate de quinine aura son action accoutumée. Dans les cas d'endocardite puerpérale, au contraire, la fréquence du pouls, le malaise, la dyspnée existent même en dehors des accès. Dans ce cas encore, on observe dès le début le gonflement de la rate, puis bientôt la teinte jaune cachectique, phénomènes qui ne se développent qu'au bout d'un temps plus ou moins long dans la fièvre intermittente.

7° *Fièvre typhoïde.* — L'endocardite puerpérale à forme typhoïde est, dans certains cas, d'un diagnostic très-difficile. En effet, on pourra croire d'abord à l'existence d'une fièvre typhoïde, et l'erreur est aisée, on le conçoit. On pourra l'éviter le plus souvent, si après avoir exploré avec soin tous les organes, on trouve du côté du cœur des signes physiques d'altérations valvulaires et récentes. L'endocarde n'étant le siége d'aucune lésion dans la fièvre typhoïde, lorsqu'il est atteint, et que se montre le cortége des symptômes graves ordinaires dans cette pyrexie, on devra rapporter le point

de départ de tous ces accidents à la lésion de l'endocarde.

D'ailleurs, dans la supposition d'une fièvre typhoïde,
il manque le plus souvent des symptômes fort importants, de sorte qu'il faudrait penser qu'elle se présente
sous une forme plus ou moins insolite. Dans l'endocardite puerpérale à forme typhoïde, nous trouvons, il est
vrai, de la céphalalgie, du délire, de l'insomnie, de
l'abattement, de la diarrhée, du ballonnement du ventre
quelquefois, des sudamina, de la toux, etc.; mais la
langue sèche ne se présente pas avec ces fuliginosités
que l'on remarque dans la dothiénentérie; la face ne
présente pas la stupeur caractéristique; elle est pâle,
avec une teinte ictérique et non injectée. Quant à l'é-
pistaxis, et aux taches rosées lenticulaires, elles manquent le plus souvent dans l'endocardite puerpérale.

Il est important à noter que les symptômes typhoïdes
ne se sont pas montrés d'une manière sensible dans les
cas d'endocardite puerpérale légère, tels que la plupart
de ceux qui sont rapportés par M. de Lotz, et nous ne
serions pas éloigné de considérer dans l'endocardite les
symptômes typhoïdes comme pathognomoniques, soit
de la forme ulcéreuse, soit de la forme végétante.

8° *Fièvre puerpérale.* — C'est seulement lorsque la
fièvre puerpérale revêt la forme typhoïde qu'on pourrait
la confondre avec l'endocardite puerpérale. Cette distinction n'est à faire évidemment que dans une courte
période de l'état puerpéral, celle qui suit l'accouche-
mant dans la plupart des cas.

Pour la fièvre puerpérale, c'est ordinairement vers le

troisième ou le quatrième jour après l'accouchement
qu'elle éclate. Dans quelques cas exceptionnels, l'invasion est beaucoup plus rapprochée de l'époque de
l'accouchement; on l'a vue également se déclarer le
dixième, le douzième et même le quinzième jour; mais
ces cas sont très-rares. Le début est ordinairement
marqué par un frisson violent et d'assez longue durée.
Il y a une céphalalgie plus ou moins intense, une grande
fréquence du pouls qui reste mou et dépressible; altération profonde des traits; douleurs très-étendues dans
l'abdomen, et même quelques crampes dans les jambes.
On observe également de l'anxiété et de la gêne de la
respiration, quelquefois même un peu de cyanose.
Tous ces symptômes ne tardent pas à s'aggraver, et,
quand le frisson est suivi d'une réaction, elle est presque insignifiante. « La face, dit M. Paul Dubois (1), ne
se colore point, reste d'un blanc terne, d'une couleur
cendrée presque caractéristique, relevée de quelques
taches pourpres sur les joues, avec coloration plombée
des paupières, rétraction des traits du visage. L'œil, au
au lieu de s'injecter, reste vitreux, et la pupille dilatée.
La peau, loin d'être brûlante, ou garde sa température
normale, ou se couvre d'une moiteur froide, ou presque
froide; les muscles eux-mêmes (Douglas) offrent une
flaccidité qui décèle une atteinte profonde portée à tout
le système nerveux. » Du météorisme, de la diarrhée
existant déjà au début le plus souvent, des vomissements, une petitesse extrême du pouls dans certains
cas, quelques taches pourprées livides sur les extré-

(1) Dict. en 30 vol., art. *Fièvre puerpérale.*

mités inférieures, les yeux profondément excavés, un léger délire, surtout pendant la nuit, quoique le plus souvent les facultés intellectuelles demeurent intactes ; enfin, une insensibilité générale, tels sont les symptômes qui annoncent une mort prochaine, dans le cas de fièvre puerpérale.

Il est facile de voir que la fièvre puerpérale présente beaucoup de symptômes analogues à ceux de l'endocardite puerpérale ; mais il est certains points qui diffèrent et sur lesquels nous devons appeler l'attention. En effet, la fièvre puerpérale se déclare généralement trois ou quatre jours après l'accouchement. Il est rare que l'endocardite se développe si tôt, quand elle est consécutive à l'accouchement ; elle ne se manifeste guère avant le huitième jour, souvent même elle attend quinze jours, trois semaines et plus. Elle débute souvent par un frisson, comme la fièvre puerpérale ; mais ce frisson n'a pas toujours lieu dans l'endocardite, et il y a généralement absence de douleurs et de ballonnement du côté du ventre. Il y a souvent dans les deux affections de l'anxiété et de la gêne de la respiration ; mais ces symptômes fonctionnels ont manqué dans un certain nombre de cas d'endocardite. Dans cette dernière affection, au lieu de la teinte pâle, cendrée de la face, avec rougeur des pommettes, c'est une teinte ictérique qui ne tarde pas à se prononcer. La peau présente une chaleur très-considérable au toucher, contrairement à ce qui a lieu dans la fièvre puerpérale. Le météorisme et les vomissements, qui sont la règle dans la fièvre puerpérale, sont l'exception dans l'endocardite.

Enfin les malades atteintes d'endocardite puerpérale présentent surtout dans les derniers jours un affaissement très-prononcé avec insouciance de ce qui se passe autour d'elles ; c'est à peine si elles sortent de cet abattement pour répondre aux questions qu'on leur fait.

Mais le point essentiel, et c'est en cela que l'endocardite typhoïde diffère surtout de la fièvre puerpérale, c'est l'existence de troubles du côté du centre circulatoire, troubles accompagnés d'un bruit de souffle au premier et quelquefois aussi au second temps. Rien de semblable dans la fièvre puerpérale. Il est vrai que ces signes physiques manquent quelquefois complétement aussi dans l'endocardite puerpérale ; mais ces cas sont tout à fait exceptionnels.

9° *Péritonite puerpérale.* — Ce n'est guère qu'avec cette forme de péritonite qu'on est exposé à confondre quelquefois l'endocardite puerpérale ; aussi ne parlerons-nous pas des autres. Comme la fièvre puerpérale, la péritonite puerpérale ne se développe généralement que dans la période qui suit l'accouchement. Le plus souvent c'est dans les premiers jours, et même dans les premières heures qui suivent l'accouchement, rarement après une semaine. Le début est marqué tantôt par un malaise général, une légère diarrhée, tantôt brusquement par des horripilations vagues, un frisson violent suivi d'une chaleur vive, puis une douleur aiguë dans l'abdomen, des vomissements plus ou moins rapprochés et une constipation opiniâtre. La douleur est au début surtout marquée à l'hypogastre et aux lombes, les lochies diminuées ou suspendues ; les mamelles affaissées sont quelquefois douloureuses et ne donnent plus de lait. Le ventre acquiert quelquefois un volume considérable, et présente dans certains cas une fluctuation évidente. Quant aux symptômes généraux, ils sont souvent très-graves ; il y a une altération profonde des traits qui sont en quelque sorte crispés, du délire, et enfin une grande prostration des forces. Enfin la malade meurt épuisée par les vomissements et la douleur.

L'endocardite puerpérale ne se déclare pas généralement avant le huitième jour, souvent beaucoup plus tard. Il est un symptôme sur lequel nous ne saurions trop insister, parce qu'il n'existe pas généralement dans l'endocardite, c'est la douleur très-vive limitée dès le début à l'hypogastre et aux lombes, points dans lesquels elle conserve une prédominance lorsqu'elle s'est étendue à tout le ventre. En effet, dans l'endocardite puerpérale, surtout dans la forme typhoïde, c'est à peine s'il y a de la douleur, souvent même il n'y a que de l'anxiété et de la gêne de la respiration. Rarement on observe des vomissements, et la constipation est loin d'être la règle. Si dans quelques cas d'endocardite puerpérale on a observé du ballonnement du ventre, il n'a jamais été considérable et n'a pas trahi la présence d'une certaine quantité de liquide dans sa cavité. Enfin, dans un cas aussi bien que dans l'autre, les symptômes généraux sont très-graves ; mais le facies que l'on observe dans la dernière période de l'endocardite diffère de celui qui a été décrit sous le

nom de facies péritonéal. Les traits ne sont pas crispés, la face n'est pas rapetissée, et la teinte ictérique,
lorsqu'elle existe, diffère sensiblement de la teinte
livide de la péritonite. La marche est à peu près aussi
rapide dans les deux affections.

10° *Métro-péritonite.* — Nous ne considérons ici que
la métrite indépendamment de la fièvre puerpérale.

« Le début, dit M. J. Simon (1), a lieu lentement ou
subitement, ordinairement par un frisson, et vers le
cinquième ou huitième jour après l'accouchement,
quelquefois plus tôt, dans certains cas plus tard. En
même temps que le frisson et la fièvre, la malade se
plaint de douleurs de bas-ventre s'irradiant dans la
région des lombes, au-devant des cuisses, autour du
bassin. L'exploration abdominale et vaginale permet
de constater l'augmentation de volume de l'utérus, et
le plus ordinairement des annexes de l'utérus. » Il n'y
a que le frisson et l'époque de l'apparition de la maladie qui peuvent être rapprochés de ce qui se passe souvent dans l'endocardite puerpérale. Les troubles sym-
pathiques sont peu prononcés dans la métrite qui survient au huitième ou quinzième jour après les couches.

Quand l'inflammation reste limitée à l'utérus, elle
s'accompagne d'une fièvre modérée sans réaction générale sérieuse ; quand elle s'étend au péritoine et aux
annexes de l'utérus, elle se complique aussitôt de fièvre intense, de vomissements et de très-vives douleurs
dans le bas-ventre. Mais, ainsi que nous l'avons dit

(1) J. Simon, *Thèse d'agrégation*, 1866.

pour la péritonite, dans l'endocardite puerpérale, les vomissements sont rares, il y a encore plus rarement des douleurs de bas-ventre, et la fièvre n'est très-intense que quelques jours seulement après le début de la maladie. Dans la métro-péritonite d'ailleurs, on n'observe aucun signe soit fonctionnel, soit physique du côté du cœur.

Enfin dans le cas où la métro-péritonite est accompagnée de suppuration, ou bien les malades meurent d'une péritonite plus ou moins généralisée, c'est le cas que nous avons traité à l'article précédent, ou bien d'une phlébite des sinus utérins et d'infection purulente, ou enfin de la suppuration du tissu cellulaire des ligaments larges des ovaires : ces deux points nous restent à examiner.

11° *Phlegmons des ligaments larges.* — Cette affection complique ordinairement la métrite. Les symptômes auxquels elle donne lieu se composent de douleurs vives dans le bas-ventre, s'irridiant au-devant des cuisses ou vers les reins, s'augmentant par les mictions et les défécations. Le ventre, ballonné d'une manière plus ou moins notable, est le siége d'une tumeur douloureuse que la palpation abdominale constate au-dessus des pubis, obliquement dirigée suivant une ligne parallèle au pli de l'aine. Le toucher rectal et vaginal permet de constater la même tumeur tantôt en avant, tantôt en arrière de l'utérus, ou bien, ce qui est plus fréquent, sur les côtés dans la région des ligaments larges (1). La fièvre est très-vive, surtout si

(1) J. Simon, *loc. cit.*

l'inflammation occupe le péritoine sur une plus grande étendue. Alors on observe des nausées, des vomissements et une douleur très-vive sur les côtés du bas-ventre principalement.

Dans ce cas comme dans les précédents, nous remarquons une vive douleur localisée dans une partie de l'abdomen, la présence d'une tumeur dans le petit bassin, une constipation fréquente, alternant avec la diarrhée; rien de tout cela n'existe dans l'endocardite puerpérale. Le seul point de contact, ce sont les nausées et les vomissements qui se rencontrent quelquefois dans l'endocardite; mais dans celle-ci, les vomissements, quand ils existent, marquent le début, tandis que pour les phlegmons des ligaments larges, ils ne surviennent qu'au bout de quelques jours. Enfin l'état général n'est pas le même, et l'abattement, le subdelirium, et même le délire que l'on observe souvent dans la dernière période de l'endocardite puerpérale, n'accompagnent qu'exceptionnellement les phlegmons des ligaments larges. Nous croyons inutile de répéter encore ici qu'il n'y a pas du côté du cœur les signes physiques et fonctionnels que l'on remarque dans l'endocardite.

12° *Phlébite utérine.* — Le début des accidents n'est pas toujours facile à préciser. Au bout de vingt-quatre, quarante-huit heures, ou beaucoup plus tardivement encore, il survient un frisson violent dont la durée varie d'un quart d'heure à plusieurs heures; il s'accompagne d'une fluxion lactée. Aussitôt après le frisson, le pouls s'élève brusquement à 110 ou 120 pulsations; il est fréquent et dur. En même temps survient une douleur utérine bien localisée sur un des côtés ou sur le fond de l'utérus; la douleur est marquée surtout à la pression. L'utérus subit une diminution de volume beaucoup moins rapide que dans l'état physiologique (1). Si le frisson ne se répète pas, c'est que la maladie est à sa fin; mais quelquefois il y a une sorte de recrudescence : les frissons reviennent souvent à des intervalles irréguliers, puis les seins se tarissent. Le pouls peut s'élever jusqu'à 150 pulsations. A cela s'ajoutent une diarrhée fétide, une chaleur et une sécheresse très-marquée de la peau, qui se couvre de sueurs après les frissons. On observe bientôt une teinte jaune de la face, et le renfoncement des yeux dans leurs orbites. Enfin survient du subdelirium et même du délire, jusqu'à ce que la mort vienne terminer la scène.

La phlébite utérine, ainsi que nous venons de le voir, se déclare ordinairement vingt-quatre ou quarante-huit heures après l'accouchement. Sur ce point elle diffère aussi de l'endocardite, qui n'apparaît pas le plus souvent avant les huit jours qui suivent l'accouchement, lorsqu'elle se développe dans cette période de l'état puerpéral. L'apparition de l'endocardite est aussi, dans certains cas, signalée par un frisson; mais ce frisson est alors peu intense, et généralement de courte durée. On ne trouve pas dans la phlébite utérine cet affaissement qui se prononce presque dès le début de l'endocardite; la céphalalgie et les étour-

(1) Joulin, *Traité d'accouchement.*

dissements ne s'observent pas au début de la première
affection ; on ne trouve pas ici de gonflement rapide.
de la rate, signe qui n'existe dans aucune des maladies
que nous venons de passer en revue, et qui sont pro- ·
pres à la femme en couches. Enfin, l'hésitation n'est
plus possible dès que les manifestations locales se sont
montrées du côté du petit bassin, si l'on n'observe rien
à l'examen de la poitrine et du cœur en particulier.

13° *Infection purulente.* — L'infection purulente offre
plusieurs caractères communs avec l'endocardite puerpérale, principalement lorsque cette dernière revêt la
forme pyohémique. D'abord les frissons existent au
début de ces deux affections ; mais dans l'infection
purulente ils sont tantôt très-intenses, avec rétraction
des membres, claquement des dents, refroidissement
et pâleur de la peau ; tantôt réguliers, tantôt irréguliers, ils se répètent plusieurs fois. Dans l'endocardite
à forme pyohémique, il n'y a souvent qu'un frisson au
début, quelquefois de légers frissons de temps en
temps ; mais alors ils sont suivis d'une chaleur très-
marquée, tandis que dans l'infection purulente « la
sueur qui succède aux frissons est souvent froide, vis-
queuse, et la réaction de chaleur ne s'établit pas facilement. » (Follin.)

Presque en même temps que le frisson, dans l'infection purulente, on remarque des inspirations larges et
profondes, dont le nombre peut s'élever à quarante ou
cinquante par minute (Sédillot). Ces phénomènes du
côté de la respiration ne s'observent pas dans l'endocardite pyohémique ; on remarque seulement de

l'anxiété et de la gêne de la respiration. Dans l'infection purulente, le faciès s'altère très-rapidement; en
même temps, il existe un malaise indéfinissable et une
faiblesse extrême. Dans l'endocardite, ces symptômes
n'apparaissent pas aussitôt. Le sommeil, dans un cas
comme dans l'autre, est agité par des rêvasseries;
mais, dans l'endocardite, on observe assez souvent un
peu de délire. Dès le début de l'infection purulente, le
pouls est mou, dépressible, souvent tremblotant, ce
qui ne s'observe pas dans l'endocardite, où le pouls est
seulement petit et fréquent. A mesure que l'infection
fait des progrès, les frissons sont plus marqués, tout
en conservant leur irrégularité. C'est le contraire qui
s'observe dans l'endocardite. Il n'y a de frissons qu'au
début, ou, s'ils se répètent, ils vont toujours en diminuant d'intensité. La diarrhée apparaît, la langue
se dessèche dans l'une comme dans l'autre de ces affections. La peau bistrée d'abord, dans l'affection purulente prend une teinte ictérique ou encore plombée.
Cette teinte est beaucoup moins franche dans l'endocardite. Enfin on observe des douleurs articulaires;
dans le tissu cellulaire sous-cutané des noyaux d'indu-
ration, des collections purulentes qui apparaissent le
plus souvent sans grande douleur, quoique la pression
détermine en ces points des sensations pénibles, un
amaigrissement rapide, tous phénomènes qui manquent complétement dans l'endocardite puerpérale à
forme pyohémique.

CHAPITRE VII.

« L'endocardite, dit M. Bouillaud (1), peut affecter une marche suraiguë, aiguë, subaiguë, ou bien une marche lente et chronique. L'endocardite la plus aiguë peut d'ailleurs, au bout d'un certain temps, ralentir sa marche, et se transformer en une endocardite chronique. La nature et l'intensité des causes de la maladie, la disposition individuelle des sujets que celle-ci attaque, le mode de traitement qui lui est opposé, sont autant de considérations propres à modifier la marche de l'endocardite.

Tout ceci peut s'appliquer à l'endocardite puerpérale. Néanmoins elle revêt le plus souvent une forme suraiguë. En effet, nous voyons, d'après un certain nombre d'observations, que les malades sont emportées au bout du premier ou du second septenaire. L'endocardite puerpérale ne revêt presque jamais la forme lente et chronique. On ne la voit jamais rester station-

(1) Bouillaud, *Traité des maladies du cœur.*

naire, elle fait toujours des progrès, et lorsqu'elle s'arrête dans sa marche, on peut espérer la guérison. Ce qui néanmoins ne met pas à l'abri des récidives.

La maladie offre parfois, dit M. Pigeaux (1), des rémissions apparentes entre ses périodes; elles sont loin d'être favorables à son issue. Ces rémissions sont précédées ou suivies de redoublements de symptômes fébriles ; on pourrait les prendre pour des accès intercurrents de fièvre intermittente. Traités comme tels, ces accès sont rarement amendés ; ils annoncent en général une recrudescence de l'inflammation ou bien une infection commençante de la masse du sang; l'affection se généralise, son pronostic en est singulièrement aggravé ; alors aussi la maladie prend souvent une forme ataxique ou typhoïde, et marche promptement vers une terminaison funeste. Nous pouvons encore appliquer cela à l'endocardite puerpérale. En effet, elle ne présente que des rémissions apparentes, et quand elle revêt la forme pyohémique, elle est marquée par des frissons et des accès fébriles qui pourraient jusqu'à un certain point être pris pour des accès de fièvre intermittente. En un mot, ce qui caractérise dans sa marche l'endocardite puerpérale, c'est la rapidité avec laquelle elle parcourt ses périodes, et le peu de prise qu'elle laisse au traitement.

La *durée* de l'endocardite puerpérale est assez variable, car souvent on ne peut remonter à la date exacte du début; ce n'est donc que d'une manière approximative qu'on peut en évaluer la durée. Il arrive quelque-

(1) Pigeaux, *Traité des maladies du cœur.*

fois, ainsi que nous l'avons dit précédemment, que la maladie, surtout au début, passe inaperçue et pour la malade et pour le médecin, et il est possible que l'affection ait déjà quelques jours de date lorsqu'on la croit naissante.

Généralement, l'endocardite puerpérale dure un septenaire environ, et après ce temps, la malade est bien près de la mort ou bien entre en convalescence. Dans certains cas, lorsque la maladie revêt la forme pyohémique, par exemple, la durée peut être plus grande, les rémissions plus ou moins fréquentes, interrompant pour ainsi dire la marche de l'affection. Avec la forme typhoïde, l'affection peut se prolonger jusqu'à deux septenaires. Dans d'autres cas, et l'on ne saurait en donner de raison suffisante, la maladie suit une marche beaucoup plus rapide, les accidents se succèdent sans interruption, c'est en quelque sorte une marche galopante, et avant le premier septenaire la malade a succombé, trompant même les prévisions du médecin.

En résumé, la durée moyenne de l'endocardite puerpérale, en rapport toutefois avec la constitution et l'état général du sujet, est d'un septenaire. Il va sans dire qu'il y a, comme pour les autres affections aiguës, l'influence de terrain, ainsi que l'a fait remarquer M. le professeur Béhier. C'est là un point qu'il ne faut pas négliger, et qui peut être d'un grand secours pour baser son pronostic.

Sans vouloir décourager le médecin qui aura à traiter une endocardite puerpérale, disons tout de suite que la *terminaison* de cette affection a rarement lieu d'une manière heureuse. De même que pour l'endocardite en général, la guérison, quand elle a lieu, est rarement complète. Si elle le paraît quelquefois, on peut supposer avec raison que le processus morbide a été peu considérable, et que la surface de l'endocarde n'est pas sensiblement modifiée.

La mort est la terminaison habituelle de l'endocardite puerpérale. Cette terminaison funeste se voit surtout lorsque l'affection présente la forme typhoïde ou la forme pyohémique, et elle a lieu rapidement. On peut avancer, sans craindre d'être dans l'erreur, que la guérison dans ces circonstances est tout à fait exceptionnelle, surtout si le sujet est profondément débilité, comme cela se voit souvent. La mort arrive tantôt dans le coma, tantôt par une complication du côté du poumon, tantôt par une paralysie du cœur, ou enfin par suite d'une embolie dans une artère importante. En résumé, l'endocardite puerpérale est le plus souvent mortelle, et la guérison plus ou moins complète est l'exception.

Quant aux *complications*, il suffit pour s'en rendre compte de se reporter à l'anatomie pathologique, et l'on verra qu'elles ont pour siége les principaux viscères : le poumon, le cerveau, le foie, le rein, la rate, qui présentent à des degrés divers des embolies, des infarctus et des abcès métastatiques. La peau présente aussi dans certains cas des phlyctènes qui peuvent dégénérer en plaques gangréneuses. Inutile de dire que l'endocardite puerpérale peut tout aussi bien que les autres se compliquer de péricardite. Néanmoins elle existe seule le plus souvent, comme une affection du cœur. Lorsque l'endocardite se développe quelques jours après un avortement ou un accouchement, elle peut s'accompagner de toutes les affections ayant leur siége au voisinage de l'utérus, et dont nous avons parlé à l'article *diagnostic différentiel*, affections qui sont indépendantes de l'inflammation de l'endocarde, mais qui viennent ajouter à l'état déjà grave d'une femme atteinte d'endocardite puerpérale.

Au sujet du *pronostic* de l'endocardite, M. Pigeaux s'exprime ainsi : « Si l'on considère l'activité, la persistance des causes de l'endocardite, le trouble extrême de la circulation dont elle s'accompagne, les altérations consécutives des valvules qui s'y rattachent, on trouvera son pronostic grave, non-seulement par le fait de l'affection, mais encore par ses conséquences. En effet, ce n'est jamais une maladie légère que celle dont l'action peut non-seulement s'étendre au tissu du cœur, l'altérer et y préparer les affections les plus graves, mais encore se transmettre à la masse du sang, le coaguler ou l'altérer par un mélange de produits morbides plus ou moins délétères. Toutes choses égales d'ailleurs, le pronostic de l'endocardite est en rapport avec la régularité de sa marche, l'étendue de l'affection n'est que secondaire. Une endocardite valvulaire, quelque restreinte qu'on veuille la supposer, est certes plus grave que celle qui affecterait tout une paroi d'une cavité (1). » Ne peut-on pas appliquer cela à l'en-

(1) Pigeaux, *loc. cit.*

docardite puerpérale? La marche de la maladie est très-importante au point de vue du pronostic, et on doit avoir égard aussi à la forme qu'elle affecte. Si la maladie est franchement inflammatoire et entée sur un sujet robuste, elle offre plus de chances de guérison que si la malade est déjà débilitée avant l'invasion de la maladie, comme cela se voit souvent dans l'état puerpéral. Alors l'inflammation même la plus légère en apparence, quelque limitée qu'elle paraisse d'abord, aura presque inévitablement les suites les plus funestes, tant par l'extension qu'elle est susceptible de prendre que faute de pouvoir lui opposer des moyens convenables. Dans des circonstances semblables, et c'est à ce point de vue que nous la considérons, l'endocardite a la plus grande tendance à revêtir une forme ataxique ou adynamique. Il faut également tenir compte des complications de l'endocardite puerpérale, pour apprécier l'influence qu'elles peuvent exercer sur elle. En général on peut dire que plus elles sont multipliées, plus elles entravent la circulation, et plus elles aggravent le pronostic.

Il suit de ces considérations que l'endocardite qui se développe dans l'état puerpéral offre, toutes choses égales d'ailleurs, un pronostic beaucoup plus grave. Lorsqu'elle revêt la forme typhoïde, et c'est fréquent dans la variété d'endocardite que nous étudions, le pronostic doit être considéré comme très-grave à cause du peu de résistance de l'organisme dans ce cas. Le pronostic n'est pas meilleur pour la forme pyohémique, et la malade succombe peut-être plus rapidement.

En résumé, toutes les fois qu'une endocardite se développe dans l'état puerpéral avec des symptômes typhoïdes ou pyohémiques, le pronostic doit toujours être réservé ; car si l'on compte quelques cas de guérison (de Lotz), ils sont exceptionnels et la mort n'en est pas moins la règle.

CHAPITRE VIII.

TRAITEMENT.

Dans le traitement de l'endocardite puerpérale, les indications varient : 1° avec la constitution du sujet ; 2° avec la période de l'état puerpéral durant laquelle se développe l'endocardite ; 3° avec la forme que revêt l'endocardite.

1° *Avec la constitution du sujet.* — Il en est de l'endocardite puerpérale, à ce point de vue, comme des autres maladies inflammatoires viscérales. Si l'endocardite se développe chez une femme d'une forte constitution, plutôt pléthorique qu'anémique, comme cela se voit souvent chez les femmes de la campagne, on devra sans hésiter employer les antiphlogistiques intus et extra. En un mot, le traitement local et le traitement général devront être basés sur l'état pléthorique de la malade, tout en tenant compte de la période de l'état puerpéral qu'elle traverse en ce moment. Si nous avons affaire à une femme non pléthorique, nous emploierons avec beaucoup de réserve les antiphlogistiques, nous prescrirons la diète relative, la digitale à petites doses et les boissons rafraîchissantes. Si l'endocardite puerpérale se développe chez une femme chlorotique (on sait que la chlorose accompagne quelquefois la grossesse), il faudra se contenter autant que possible des révulsifs, à moins que la gravité de l'affection ne commande d'agir plus énergiquement. Mais, dans ce cas, il ne faudra pas oublier de soutenir les forces de la malade, afin qu'elle puisse supporter et la maladie et le traitement.

2° *Avec la période de l'état puerpéral.* — Si l'endocardite se développe dans les premiers mois de l'état puerpéral, on doit agir énergiquement, tout en n'employant qu'avec ménagement les antiphlogistiques, la digitale, etc. En un mot, insister plus sur le traitement local que sur le traitement général. Si l'endocardite apparaît quelques semaines seulement avant l'époque présumée de l'accouchement, il faut user avec modération des antiphlogistiques ; l'application d'un vésicatoire camphré sur la région précordiale serait indiquée avec la digitale à l'intérieur ou par la méthode endermique. On ajoutera des boissons délayantes.

Quand chez une femme récemment accouchée se déclare une endocardite, il y a grand compte à tenir pour le traitement, et des forces de la malade, et des pertes qu'elle a eues, et de l'acuité avec laquelle se développe l'affection.

3° *Avec la forme de l'endocardite.*

A. *Forme typhoïde.* — Dans ce cas, c'est surtout au traitement général que l'on devra s'adresser de préférence. En effet, il faudra combattre surtout l'état adynamique de la malade par des toniques, quelques excitants, du vin de Bordeaux, du vin de quinquina, la potion de Todd, etc. Ce qui n'empêchera pas d'agir localement par l'application de vésicatoires camphrés. Mais c'est surtout en relevant l'état général de la malade, chez laquelle l'abattement existe aussi bien au moral qu'au physique, qu'on obtiendra les résultats les plus satisfaisants. Néanmoins il ne faut pas avoir trop de confiance en son traitement, car on serait trompé le plus souvent. Ici, comme dans beaucoup d'autres cas, il faut se contenter du traitement des symptômes. C'est l'adynamie qui prédomine, il faut soutenir les forces de la malade par les toniques et les excitants.

B. *Forme pyohémique.* — Il est inutile de revenir ici sur les symptômes prédominants dans la forme pyohémique; nous les avons énumérés précédemment. Disons seulement qu'ici, comme dans la forme typhoïde, c'est surtout à l'état général qu'il faut s'adresser. Nous avons des frissons revenant à des intervalles plus ou moins réguliers, nous donnerons le sulfate de quinine à dose progressive jusqu'à ce que les frissons cèdent, ou que la malade soit incommodée par le traitement. Nous y joindrons les toniques; mais s'il y a du délire, ou seulement de l'agitation, les excitants seront proscrits.

Dans cette forme de l'endocardite, comme dans la précédente, l'efficacité du traitement général l'emporte de beaucoup sur celle du traitement local. Les deux, du reste, doivent être employés simultanément autant que possible.

En résumé, le traitement local ne présente rien de particulier pour l'endocardite puerpérale. On doit user avec la plus grande modération des émissions sanguines, et s'attacher surtout à faire le traitement général suivant la forme de l'affection qui prédomine. D'ailleurs, les symptômes typhoïdes ou pyohémiques apparaissent très souvent avant qu'on n'ait reconnu l'existence d'une lésion de l'endocarde. Mais on est arrêté dans ce traitement par l'état de la malade, ce qui empêche d'agir aussi énergiquement qu'il serait rationnel de le faire dans toute autre circonstance. Disons toutefois, en terminant, qu'en particulier pour le traitement de l'endocardite puerpérale, il reste encore beaucoup à faire.

OBSERVATION XIII.

(Communiquée par M. QUINQUAUD, interne des hôpitaux.)

Primipare : accouchement normal. — Métro-péritonite. — Lésions mitrales. — Mort. — Autopsie : fausses membranes péritonéales avec léger épanchement. — Endocardite mitrale récente.

Le 21 février 1869, la nommée Maussu, domestique, âgée de

21 ans, entrait à l'hôpital Saint-Antoine, salle Sainte-Marguerite, service de M. le docteur Lorain.

Cette femme a toujours été d'une bonne santé, elle n'a jamais eu de rhumatisme ; à l'âge de 11 ans, elle eut une fièvre typhoïde, à la suite de laquelle elle s'est parfaitement rétablie. Réglée à l'âge de 13 ans, ses règles ne s'étaient supprimées qu'en juin 1868 ; elle était donc bien à terme.

Sa grossesse a été bonne ; pas d'essoufflement très-marqué ; elle a éprouvé des douleurs lombaires et des pertes blanches à partir du sixième mois ; pas d'œdème des membres inférieurs, pas de palpitations. — Elle est primipare.

Les premières douleurs du travail commencent dans la nuit du 21 février, et elle accouche le 22, à 3 heures du matin, d'un enfant à terme et très-bien portant.

22 *février* au soir, P. 68, T. V. 37°,8, quelques tranchées utérines.

23 *février* soir, P. 70, T. V. 38°,1.

24 *février* matin, P. 72, T. R. 38°1 : pas de douleurs abdominales, lochies normales. La malade va bien.

Soir, P. 128, T. V. 39°,5. Frisson intense. Les lochies ont été ranchement sanguinolentes et plus abondantes que les jours précédents.

25 *février*, P. 132, T. V. 39°6. A la pression légère douleur dans la fosse iliaque gauche ; la malade se plaint d'une sorte de gêne à la région précordiale ; à l'auscultation l'on entend au premier temps et à la pointe un souffle assez rude, assez nettement délimité ; le tracé sphygmographique du pouls n'est autre qu'un tracé de pouls fébrile ; néanmoins ce souffle nous paraît réellement soli-lien, et être l'indice d'une insuffisance mitrale. L'auscultation n'a pas été pratiquée dès les premiers jours.

Soir, P. 136, T. V. 40°5. Les parties génitales externes sont tuméfiées, les lochies sont fétides. — Toux légère. — Le souffle cardiaque persiste avec la même intensité.

26 *février*, P. 116, T. V. 39°,5. Le ventre est médiocrement

sensible ; l'utérus est douloureux à la région hypogastrique ; con tinuation de l'allaitement ; sa bronchite date de sa grossesse.

Soir, P. 130, T. V. 40°; même état.

27 *février*. P. 116, T. V. 39°,3. L'abdomen est toujours un peu tendu, l'utérus est sensible, le souffle persiste avec ses mêmes caractères.

Soir, P. 120, T. V. 40°4. Les lèvres sont fuligineuses, la respiration est accélérée, avec une sensation d'oppression ; la toux est peu vive ; la malade a vomi, les douleurs abdominales sont assez violentes, même à une pression superficielle (péritonite).

28 *février*. P. 112, T. V. 39°,5 ; décubitus dorsal, facies abdominal, œil cave et cerné ; vomissements glaireux ; le ventre est douloureux, ballonné ; langue encore humide ; le souffle cardiaque continue à s'entendre.

Soir, P. 124, T. V. 40°, facies pâle, anémique, météorisme, vomissements bilieux depuis midi. Le souffle s'entend encore.

1ᵉʳ *mars*, P. 132, T. V. 40°,1 ; les douleurs abdominales sont médiocres ; angoisse extrême, agitation, carphologie. Douleurs dans les membres. Le souffle cardiaque ne s'entend plus.

Soir, P. 154, T. V. 41°,4. Collapsus profond. Angoisse extrême, vomissements.

Trois quarts d'heure après la mort, 41°,6.

NÉCROPSIE. — *Abdomen*. Rougeur et vascularisation du péritoine, avec fausses membranes jaunâtres, épaisses, siégeant sur différents viscères. A la surface péritonéale de l'utérus on voit de petits abcès assez superficiels, surtout à la partie antérieure ; quelques sinus renferment du pus.

La surface interne de l'utérus est en voie de réparation et n'offre rien d'anormal.

Le foie est un peu volumineux, en voie de dégénérescence graisseuse. — Les *poumons* sont congestionnés avec des points atélectasiés.

Le *cerveau* est congestionné avec œdème des méninges et un peu d'épanchement séreux dans les ventricules.

Le *cœur* est flasque ; à la coupe il est un peu jaunâtre. Quelques caillots fibrineux dans les ventricules et dans les oreillettes.

En incisant l'orifice mitral, l'on voit à la face supérieure de la valvule de petites proéminences, de légères éminences rougeâtres, en même temps que la valvule est considérablement épaissie; il en résulte une rigidité valvulaire, qui a donné naissance à une véritable insuffisance; mais ces lésions paraissent récentes, et se sont surtout développées à la face auriculaire de la valvule.

La rate et les reins sont sains.

Examen microscopique. — Les indurations végétantes à base épaissie de la valvule mitrale sont constituées par l'endocarde, enflammée à ce niveau, et considérablement épaissie : on voit en effet que ces nodules sont formées par un nombre considérable et cellules plasmatiques, pressées les unes contre les autres, très-nettes et n'offrant point trace de dégénérescence ; la substance fondamentale est presque nulle en certains points. — La base renferme des faisceaux de tissu connectif avec un nombre de noyaux assez considérable. Il s'agit donc ici d'une endocardite valvulaire récente.

Les cellules hépatiques sont granulo graisseuses ; il en est de même pour certaines fibres musculaires des grands droits de l'addomen et des adducteurs de la cuisse.

OBSERVATION XIV.

(Communiquée par M. QUINQUAUD, interne des hôpitaux.)

Nouvelle accouchée. — Endocardite valvulaire ayant probablement débuté au septième mois de la grossesse. — Mort. — Autopsie : lésions d'une endocardite mitrale assez récente.

La nommée Salvan (Louise), âgée de vingt-six ans, est entrée, le 8 février 1869, à la salle Sainte-Adélaïde, n° 4, service de M. le docteur Lorain.

Cette malade raconte qu'elle a toujours eu une bonne santé, si ce n'est une variole, à l'âge de seize ans; jamais de rhumatismes. Elle a eu déjà un enfant; les suites de couches ont toujours été normales.

Elle est devenue enceinte l'année dernière; la grossesse se passait très-bien, quand au septième mois elle éprouva du malaise, de la gêne précordiale; peu après elle ressentit des palpitations assez douloureuses.

Le travail de l'accouchement a été long; on fut obligé d'appliquer le forceps; néanmoins les suites ont été heureuses, et il n'est survenu aucune complication.

10 *février*. Aujourd'hui, cette femme est accouchée depuis plusieurs mois, ses palpitations ont toujours augmenté.

Nous la trouvons dans l'état suivant :

Dyspnée intense, facies cardiaque; léger œdème des membres inférieurs; toux assez fréquente s'accompagnant de crachats muqueux avec quelques stries sanguines; à la base des deux poumons, on entend quelques râles sous-crépitants fins; à l'auscultation du cœur, on trouve que les battements sont tumultueux, les bruits du cœur sont sourds, il est impossible de percevoir un bruit de souffle; le pouls est fréquent, mais l'on ne perçoit point d'intermittences ni d'irrégularités; le tracé sphygmographique n'indique qu'un pouls à ascension faible. Cependant, le soir il y eut quelques intermittences.

Les jours suivants, mêmes signes : la dyspnée devient extrême, malgré la digitale, les battements cardiaques offrent le plus grand désordre, sans que dans le pouls l'on constate d'irrégularités. Enfin, la malade succombe le 16, assez rapidement.

AUTOPSIE. — Les intestins sont distendus par des gaz; épanchement abdominal ascitique (deux litres de sérosité); pas de fausses membranes.

Le *foie* offre une apparence cirrhotique à sa face inférieure; les coupes sont granuleuses à l'œil nu.

La *rate* est normale; il en existe une supplémentaire.

Les *reins* sont anémiés par places.

L'*utérus* est revenu sur lui-même; à sa face interne, on trouve quelques débris utéro-placentaires; la cicatrisation est en voie d'é-volution.

En avant, il existe une forte adhérence avec l'intestin. Nulle trace de péritonite; pas de pus dans les ligaments larges; caillots, gelée de groseille dans quelques sinus.

Le *cœur* est hypertrophié; le cœur droit est sain; dans le cœur gauche, on ne trouve rien à l'orifice aortique; mais à la valvule mitrale, on voit un rétrécissement, qui laisse à peine passer le petit doigt; la valvule est surtout épaissie vers son bord ventriculaire; ces lésions se voient très-bien en examinant l'orifice par sa face auriculaire; on découvre alors que l'épaisissement ne présente pas une plaque régulière, mais est parsemée de nodules, d'élévations, du volume d'une tête d'épingle, d'aspect rougeâtre; la consistance en est peu considérable.

Les *articulations* des genoux contiennent un liquide séreux.

Le *corps* thyroïde est hypertrophié.

La muqueuse du *larynx* est rouge; sur la corde vocale inférieure, siégent deux petites ulcérations.

Poumons. — Adhérences pleurales des deux côtés; pas de tubercules; à peine une légère congestion à la base.

Examen histologique de la valvule mitrale. — Si l'on vient à faire une coupe, on constate que les nodules sont formés aux dépens de l'endocarde; vers le bord libre, l'épaississement paraît fibreux; mais sur les autres points les éminences sont mollasses, et au microscope, on y trouve la structure suivante : de nombreux éléments fusiformes, cellulaires, pressés les uns contre les autres, de manière à ne laisser voir que peu de substance intermédiaire: la direction de leur grand axe est variable; on n'y voit point de faisceaux très-nets.

Ces cellules sont plus nombreuses au niveau des nodules; mais, à mesure que l'on se rapproche des cordages tendineux, elles diminuent de nombre; à ce niveau, le tissu connectif forme des fibrilles serrées.

OBSERVATION XV (1).

Obstruction artérielle dix jours après l'accouchement. — Végétations sur les valvules aortiques.

Dans un fait que l'auteur (Simpson) doit à l'obligeance du docteur Macfarlane, de Glascow, l'obstruction artérielle se manifesta dix jours après l'accouchement, chez une femme enceinte pour la cinquième fois. La malade accusait dans le bras droit des douleurs vives et de l'engourdissement, persistant jusqu'au moment de la mort, qui survint au bout de trois semaines.

On ne sentait aucun battement artériel au-dessous du coude ; au niveau de la cuisse droite, au contraire, ils étaient perceptibles. La gangrène débuta après quatre ou cinq jours de maladie.

A l'ouverture du cadavre, on trouva les valvules aortiques couvertes de végétations; sur l'aorte, existaient des plaques athéromateuses; au milieu des artères brachiales et iliaques, se rencontraient des caillots de fibrine solide ayant à leur centre une sorte de noyau offrant une analogie frappante avec les végétations situées sur les valvules aortiques.

Simpson fait suivre cette observation des réflexions snivantes : « Dans trois cas, l'endocardite fut reconnue pendant la vie, avant ou pendant la grossesse ; dans le cas du docteur Moir, la lymphe plastique développée sur les valvules aortiques avait une origine encore plus récente et devait être attribuée à l'endocardite puerpérale. Ces végétations, ces concrétions fibriueuses formées dans le cœur, ont une grande tendance à se déplacer, à cause : 1° de leur peu d'adhérence aux parois de l'organe ; 2° du mouvement constant du cœur ; 3° de l'énergie du courant sanguin qui les bai-

(1) *Gazette hebdom. de médecine et de chirurgie*, février 1854.

gne. Une fois détachées, ces concrétions fibrineuses sont entraînées par la circulation et s'arrêtent dans les vaisseaux dont le diamètre exigu empêche leur passage. Si la masse détachée est volumineuse, elle peut s'arrêter à la bifurcation de l'aorte ; si elle l'est moins, elle peut passer dans les branches qui naissent de l'aorte, comme la carotide gauche.

OBSERVATION XVI.

Endocardite développée un mois après l'accouchement. — Mort. — Végétations sur les valvules gauches.

Jamet (Rose), journalière, âgée de 24 ans, d'une constitution lymphatique, délicate, cheveux châtains, fut admise à la clinique le 17 septembre 1838. Elle était accouchée à terme de deux jumeaux, cinq semaines avant son entrée. Elle se soigna peu, ne se rétablit pas complétement, et une semaine avant son entrée, elle s'aperçut que ses jambes enflaient, ainsi que son visage, et qu'il s'était formé un abcès à la grande lèvre droite.

Elle put se rendre à pied à l'hôpital, offrant alors l'état suivant :

Visage bouffi, infiltration autour des malléoles ; peau chaude ; pouls à 112 ; rien de notable pour la respiration.

La matité de la région précordiale était un peu plus étendu que dans l'état normal ; on entendait dans la même région un bruit de souffle assez rude, isochrone au premier temps, ayant son maximum d'intensité vers l'orifice aortique ; on sentait en même temps à la main un frémissement vibratoire très-prononcé, et l'impulsion du cœur était assez forte.

Etat de pâleur générale et bruit de diable dans la carotide droite.

Diagnostic : *endocardite* (cas moyen).

Prescription : saignée, trois palettes.

Le 18, persistance du souffle râpeux et du frémissement vibratoire à la région précordiale, où la malade n'accuse aucune douleur ; peau un peu chaude ; pouls à 84.

Le caillot de la saignée est recouvert d'une couenne épaisse, dense, élastique, analogue à une peau de chamois ; retroussé sur les bords, nageant au milieu d'une abondante sérosité claire. (Saignée, 3 pal., vent. scarif. 3 pal., région du cœur ; boisson délayante, diète.)

Le 19, bruit de souffle moins râpeux, avec un peu de frémissement vibratoire ; matité précordiale d'environ 98 millimètres d'étendue verticalement et transversalement ; pouls à 80, encore assez tendu ; caillot de la saignée retroussé, recouvert d'une couenne épaisse de 3 à 4 millimètres, dense, résistante, élastique ; rondelles des ventouses fermes comme des morceaux de foie, sans couenne ; persistance du souffle indiqué dans la carotide droite. (Vent. scarif., région précord. 3 pal.)

Le 20, soulagement très-notable ; chaleur de la peau douce ; pouls à 68 ; bon sommeil ; *le frémissement vibratoire et le bruit de souffle de la région précordiale ont beaucoup diminué, ainsi que l'étendue de la matité de cette région,* tandis que le bruit de souffle de l carotide droite s'est transformé en un sifflement musical (en même temps il est survenu un souffle continu dans la gauche), pâleur de la face, affaissement des veines sous-cutanées (vésicatoire dans la région précordiale ; deux bouillons.)

Les 21 et 22, l'amélioration persiste. (Pansement du vésicatoire avec de la poudre de digitale ; bouillons et potages.)

Les 23 et 24, le pouls tombe à 56-60 ; il reste toujours un peu de souffle au niveau de l'orifice aortique, plus moelleux, moins rude, assez semblable à celui de la chlorose ou de l'anémie.

Hier, à la suite d'un refroidissement, il est survenu un gonflement inflammatoire avec tension des parties génitales, plus de la fièvre et un peu de délire. (20 sangsues aux parties génitales.)

Le 10 octobre, au bout de trois ou quatre jours ces accidents se dissipent, et la malade revient à son premier état de convalescence. (Le 10 octobre la malade mange le quart.)

Le 15, l'étendue de la matité précordiale n'est plus que de 28 millimètres à 42 millimètres transversalement et verticalement, et l'on n'entend plus qu'un léger souffle circonscrit vers la base du cœur, au premier temps, devenant râpeux vers le milieu du ventricule gauche. Les jours suivants les membres inférieurs s'infiltrent, et une ascite se manifeste ; l'urine précipite assez abondamment par l'acide nitrique ; le pouls s'élève à 80 ; en même temps il survient du dévoiement ; la malade s'anémie de plus en plus, tombe dans un marasme profond, et finit par s'éteindre le 15 février 1839. (Une quinzaine de jours avant la mort, on avait pratiqué la paracentèse, laquelle avait donné issue à un seau d'un liquide séreux d'une transparence parfaite.)

Il y avait cinq mois que la malade était entrée à l'hôpital.

AUTOPSIE, trente heures après la mort.

1° *État extérieur*. Marasme presque squelettique ; l'infiltration des membres inférieurs, du droit surtout, a presque entièrement disparu, et n'occupe guère que les pieds. Eschares dans la région du sacrum et des trochanters.

2° *Organes circulatoires et respiratoires*. Une à deux cuillerées de sérosité dans le péricarde, teinte opaline de toute la surface du cœur *avec une petite plaque laiteuse à la pointe de cet organe et sur l'orcillette droite*. Le cœur, comme tout le corps en général, est amaigri, un peu atrophié, flasque, ridé, et contient quelques concrétions sanguines récentes. Les cavités droites sont petites, les parois du ventricule minces ; les orifices correspondants sont libres ; *la valvule tricuspide, évidemment épaissie, est opaque ;* les valvules de l'artère pulmonaire sont saines ; pâleur de toute la membrane qui tapisse les cavités droites et l'intérieur de l'artère pulmonaire. En versant de l'eau dans l'aorte, il n'en pénètre que très peu dans le ventricule gauche, les valvules aortiques se rapprochant aussitôt, de manière à fermer l'orifice auquel elles sont adaptées. *Ces valvules sont d'un rouge rosé, bien conformées, un peu crispées et manifestement épaissies. Toutefois leur épaissis-*

*sement est encore moins prononcé que celui de la valvule bicus-
pide, laquelle est légèrement fibro-cartilaginisé. Sur le bord
libre de celle-ci existent quelques petites végétations rougeâtres;*
elle est d'ailleurs bien conformée. Les orifices gauches sont libres.
La cavité du ventricule gauche peut à peine contenir le doigt. On
introduit facilement la branche d'une pince dans le trou de Botal,
lequel est néanmoins fermé par l'application des deux lames qui
le circonscrivent et qui se croisent en quelque sorte comme deux
lames de ciseaux, en s'avançant l'une au-devant de l'autre. —
Veine cave libre, blanche à l'intérieur. — Le peu de sang que
contiennent les vaisseaux est liquide, ténu, peu coloré.

Adhérences anciennes entre le poumon gauche et les parois
costales, entre le poumon droit et le diaphragme. Ces deux poumons sont souples, sains, à part leur petitesse.

3° *Organes digestifs et annexes.* — Sérosité citrine assez abondante dans la cavité du péritoine. Teinte opaline et quelques
pseudo-membranes anciennes sur le foie, surtout dans la région
la plus voisine du péricarde. Cet organe est un peu ratatiné et
atrophié. La vésicule contient une bile pâle. Quelques adhérences
entre le gros intestin et le péritoine. L'estomac contient une matière chymeuse; sa membrane muqueuse, généralement d'un
rouge assez vif, avec injection pointillée, sensiblement ramollie,
mais non amincie. La masse intestinale, comme macérée, s'est infiltrée par imbibition d'une certaine quantité de sérosité. L'intestin grêle contient une assez grande quantité de bile jaune ou
pâle, mêlée de matière chyleuse; alternativement rouge ou blanche, sa membrane muqueuse est d'ailleurs saine. Le gros intestin
contient une matière liquide jaunâtre, assez analogue à du jaune
d'œuf délayé dans de l'eau. Membrane muqueuse généralement
ramollie, d'une teinte pâle ou rosée (une rougeur assez rosée dans
le cæcum), un peu infiltrée, avec développement des follicules et
même érosion commençante de quelques-uns, surtout dans la
première portion du colon et dans le cæcum. Un peu macérés à
leur surface, les reins, d'un volume à peu près normal, sont plus
pâles qu'à l'état normal, mais d'ailleurs sains. La rate, plutôt un

peu petite que grosse, offre quelques taches laiteuses à la surface ;
sa consistance est bonne (1).

OBSERVATION XVII (2).

Endocardite survenue trois jours après l accouchement. —
Guérison.

Une jeune femme, à la suite d'un accouchement qui ne s'ac
complit qu'après douze heures de travail, éprouve une grave hémorrhagie utérine. Le troisième jour après l'accouchement,
fièvre avec sueurs abondantes et éruption de vésicules de sudamina sur tout le corps, vésicules suivies d'une prompte desqua-
mation avec persistance de mouvement fébrile ; rien du côté de
l'utérus, du péritoine, du tube digestif, de l'appareil pulmonaire,
ne pouvait être considéré comme point de départ de l'état fébrile.

« Je fus très-étonné, dit M. de Lotz, de trouver à l'examen
du cœur, tous les signes de l'endocardite, c'est-à-dire l'augmentation de volume du cœur, les bruits devenus plus sourds,
quoique superficiels, et le premier accompagné d'un bruit de
soufflet trop rude pour être rapporté à de l'anémie. » Deux vésicatoires appliqués sur la région du cœur furent suivis d'un com-
plet rétablissement.

OBSERVATION XVIII.

Primipare. — Accouchement normal. — Le lendemain, pneu-
monie passant au deuxième degré. — Endocardite le troi-
sième jour. — Mort. — Concrétions sur le bord de la val-
vule mitrale.

Une femme primipare, après quinze heures de travail, accouche
d'un enfant en position occipito-iliaque gauche, la main droite
appliquée sur le côté correspondant de la tête. Le lendemain,

(1) Bouillaud, *Traité des maladies du cœur*, t. II, 2ᵉ édition, Paris, 1844.
(2) *Bull. de l'Académie de médecine*, t. XXII, p. 744.

elle ressent une violente douleur au-dessous de l'épaule droite, et offrc les signes d'une pneumonie au premier degré (saignée de 500 gr. répétée le soir). Le lendemain la pneumonie s'est étendue et passe au deuxième degré (deux nouvelles saignées : l'une, le matin, de 400 gr.; l'autre, le soir, de 300 gr.) Le troisième jour, la pneumonie n'a point fait de progrès, mais la malade accuse une douleur sourde dans la région du cœur, qui rend un son mat dans une étendue de 68 à 70 millimètres *carrément*. Battements visibles, forts, étendus; bruit de soufflet marquant en partie le premier bruit valvulaire, et ayant son maximum d'intensité dans le point correspondant à l'orifice auriculo-ventriculaire gauche. Malgré l'application de douze sangsues sur la région du cœur, une nouvelle saignée du bras, un large vésicatoire sur le côté droit de la poitrine, un second sur la région du cœur, le tartre stibié à haute dose, commencé le cinquième jour, la malade succomba le septième, à partir de l'invasion de la pneumonie.

L'autopsie cadavérique, pratiquée vingt-cinq heures après la mort, avant aucune décomposition putride, fit constater une pneumonie au deuxième degré, occupant les quatre cinquièmes postérieurs et inférieurs du poumon droit (état sain du poumon et de la plèvre gauches.) Caillots volumineux dans les quatre cavités du cœur, surtout dans les droites, et s'étendant dans l'aorte. Quelques concrétions fibrineuses adhèrent à l'intérieur des cavités gauches. On remarque quelques concrétions fibrineuses sur le bord libre de la valvule bicuspide qui paraît plus épaisse qu'à l'état normal. Sa coloration est d'un rouge intense, qui se propage, en diminuant d'intensité sur la membrane du ventricule. Cette membrane paraît plus friable, mais sur la valvule seulement, laquelle dépouillée des concrétions notées plus haut, ferme complétement l'orifice auriculo-ventriculaire gauche. Rien de particulier sur la membrane interne de l'oreillette. Les valvules aortiques offrent une rougeur moins intense que celle de la valvule bicuspide, et ne sont sensiblement ni épaisses ni plus friables qu'à l'état normal. Rien de particulier du côté de l'utérus et de ses annexes.

OBSERVATION XIX.

*Femme de vingt-trois ans. — Accouchement normal ; hémorrha-
gie utérine; refroidissement. — Phénomènes inflammatoires
du côté du ventre, puis endocardite, pleurésie.— Guérison.*

Une femme de vingt-trois ans, était accouchée pour la seconde
fois (le travail avait duré six à sept heures), et tout allait bien,
lorsque, le quatrième jour, elle se leva brusquement, pour reti-
rer son premier enfant qui s'était trop approché du feu. Elle se
sentit aussitôt mouillée par un flot de sang, se remit au lit sans
que le sang cessât de couler, jusqu'au lendemain inclusivement.
L'hémorrhagie s'arrêta ensuite pendant cinq jours, puis reparut.
Enfin, après une syncope qui dura près d'un quart d'heure,
M. de Lotz fut appelé.

Le pouls était filiforme, à 130, la peau décolorée, etc. Pas de
bruit de souffle au cœur, même au premier temps; mais il en existait un, bien tranché, continu, parfois musical, dans les carotides.

L'utérus, sensible à la pression, était plus volumineux qu'il ne
l'est dix jours après l'accouchement, le col était béant, et le
doigt arrivait, mais avec peine, à un corps étranger fixé sur le
côté gauche de l'utérus (c'était une portion de placenta qui fut
extraite, et le sang cessa de couler.)

Le lendemain, persistance de la sensibilité à la région hypo-
gartrique, quelques nausées, vomissements bilieux dans la nuit;
pouls petit, serré, à 127; pas de bruit de souffle du cœur, lequel
n'était point augmenté de volume (5 centigr. de calomel, de deux
heures en deux heures; frictions avec la pommade mercurielle
sur le ventre, eau de Seltz, diète.) Au bout de deux jours, les
phénomènes du côté du ventre s'étaient à peu près dissipés, et le
pouls était tombé à 90-95. Deux jours plus tard, dans la nuit,
frisson de près d'une demi-heure de durée. Le matin, le pouls
était à 120; sentiment d'anxiété, gêne de la respiration, léger
bruit de soufflet au premier temps des battements du cœur. Le
second jour, ce bruit était devenu dur, et la matité de la région

précordiale dépassait de deux centimètres environ, celle notée au premier examen. Le onzième jour de l'accouchement, deux vésicatoires sur la région du cœur, un régime très-ténu, ramenèrent en douze jours cet organe à l'état normal. Tout semblait annoncer une convalescence confirmée, lorsque, sans cause connue, un nouveau frisson annonça l'invasion d'une nouvelle phlegmasie. Cette fois, la plèvre droite en fut le siége. Malgré l'état de faiblesse, dix sangsues furent appliquées sur le côté malade; de larges vésicatoires furent ensuite employés, et la jeune femme se rétablit complétement.

Dans cette observation, l'endocardite, caractérisée, selon M. de Lotz, par les signes les plus certains, ne peut, dit-il, *être raisonnablement attribuée qu'à l'influence puerpérale.*

OBSERVATION XX.

Endocardite survenue douze jours après l'accouchement. — Guérison.

Une jeune fille de vingt-six ans, vint accoucher à Saint-Flour. Une déchirure peu étendue du périnée eut lieu. L'accouchée se rétablissait lentement et ressentait de la douleur dans la région sacrée et au niveau de la symphyse pubienne, lorsque douze jours après l'accouchement, M. de Lotz constata une rougeur érysipélateuse sur le nez et une partie de la joue gauche. L'état général ne paraissait pas en rapport avec l'état local. Un sentiment de gêne existait dans la région du sternum; *les battements du cœur étaient superficiels, visibles, sensibles à la main et énergiques; matité précordiale de 58 à 60 millimètres de haut en bas, moindre transversalement; premier bruit, sourd, voilé, suivi d'un bruit de soufflet sans rudesse; second bruit de cœur à l'état normal, si ce n'est que sa force est augmentée.*

Le surlendemain, la rougeur de la face avait disparu; mais l'état fébrile persistait. Le repos, la diète et un purgatif salin triomphèrent, au bout de huit jours, de tous les phénomènes. Les bruits du cœur reprirent leur timbre normal, et la matité ne fut plus que de 44 millimètres, Dans ce cas encore, M. de Lotz pense qu'on ne peut méconnaître une inflammation de la membrane interne du cœur, bien que légère, évidemment aussi développé sous l'influence de l'*état puerpéral*.

OBSERVATION XXI.

Palpitations survenant cinq semaines après l'accouchement, chez une femme qui n'avait jamais présenté de phénomenes du côté du cœur. Pas de rhumatisme.

Elle a pour sujet une femme qui accoucha pour la première fois, le 3 mars 1852. Elle n'a jamais eu de rhumatismes, ni de pleuro-pneumonie. Les derniers mois de sa grossesse furent très-pénibles, ce qu'il faut surtout attribuer aux fatigues de cette femme. Elle toussait déjà beaucoup sans expectorer, en même temps qu'elle éprouvait des douleurs de ventre et au niveau des fausses côtes gauches. Cinq ou six semaines après son accouchement, elle éprouva des palpitations, de la gêne dans la région du cœur, et une difficulté croissante de la respiration. Lorsqu'elle fut examinée par M. de Lotz, le 6 septembre 1852, elle présentait les signes d'une tuberculisation pulmonaire, laquelle avait déjà déterminé la production d'une caverne dans la région de la fosse sous-épineuse droite. On observait ce qui suit du côté du cœur : légère voussure de la région précordiale ; matité un peu plus étendue que normalement ; pointe du cœur battant dans le cinquième espace intercostal, mais en dehors du mamelon ; frémissement vibratoire bien manifeste au niveau du quatrième espace intercostal, vers le sternum, où l'on entend un bruit de soufflet qui masque presque complétement le second bruit du cœur. En s'éloignant du point indiqué, le bruit de soufflet disparaît, et les deux bruits du cœur sont entendus forts, bien frappés ; le premier cependant, plus éclatant que le second.

M. de Lotz, en s'appuyant sur les déclarations de la malade, pose d'abord en fait qu'avant l'accouchement il n'existait aucune affection du cœur. Il considère les palpitations survenues cinq ou six semaines après l'accouchement, comme étant l'effet de lésions graves du cœur dont l'origine remontait à une endocardite très-probablement méconnue, *se liant à l'état puerpéral.*

OBSERVATION XXII.

Endocardite chez une femme à terme. — Mort.

Une femme de 27 ans est entrée pour accoucher dans le service de M. Nonat, à l'hôpital Cochin ; elle était d'un tempérament sanguin, d'une taille moyenne; elle a toujours joui d'une excellente santé. Elle est entrée étant enceinte à terme, bien qu'elle ne précise pas exactement l'époque du commencement de la grossesse ; on reconnaît très-bien à l'auscultation les bruits du cœur du fœtus. Huit jours après son entrée, elle est prise d'un frisson très-violent avec fièvre, dont elle ne se plaint pas. Le lendemain, second jour de sa maladie, M. Maquet constate l'existence de la fièvre et pratique une saignée du bras; le sang forme un caillot couenneux, isolé, au sein d'un liquide séreux, transparent et incolore. Le troisième jour on ne trouve rien dans l'appareil respiratoire, rien dans l'abdomen, les bruits du cœur sont réguliers et bien frappés ; mais dans la région de l'orifice aortique, on entend un bruit de souffle râpeux qui occupe le petit silence, et se prolonge dans l'artère aorte jusque dans les carotides. Le quatrième jour cet état persiste; on diagnostique une endocardite, et l'on prescrit pour le matin une saignée qui donne du sang très-couenneux; pour la journée, une application de ventouses scarifiées ; et pour le soir une autre saignée du bras que M. Maquet réduisit à une seule palette, parce que les symptômes s'étaient amendés. Le cinquième jour, au matin, la malade se trouve très-faible ; boissons délayantes. Dans la nuit survient un frisson très-violent, et le sixième jour, au lieu de l'ensemble de symptômes représentant, selon M. Maquet, une fièvre inflammatoire (pouls dur, vibrant, face injectée), qu'on avait trouvé jusque-là, la malade a le pouls petit, prostré ; la langue est brunâtre, sèche, râpeuse comme chez une typhoïde très-avancée ; il y a de légères coliques hypogastriques, et le col utérin est un peu dilaté. Vers quatre heures des douleurs très-vives se sont fait sentir, et à six heures, l'accouchement se terminait par l'intervention du médecin ; comme la poche des eaux ne se rompait pas, M. Maquet dut la déchirer ; l'enfant, dont les mouvements ne se faisaient plus sentir dès la veille, est venu mort ; les artères ombilicales ne battaient plus, ne contenaient plus de sang ; et presque aussitôt le placenta se trouvait dans le vagin. Il s'écoulait en nappe une grande quantité de sang qui formait des commencements del caillots mous, diffluents, comme de la gelée de groseilles ma cuite. Le seigle ergoté et d'autres moyens employés n'ont pu arrêter l'hémorrhagie ; la malade est allée s'affaiblissant, et est morte bientôt.

A L'AUTOPSIE, on trouve le système veineux vide de sang. Dans le ventricule gauche, à l'orifice aortique, M. Maquet avait cru d'abord trouver une bride fibreuse due à un produit pathologique ; mais un examen minutieux fait par M. Bonnet démontre que c'est simplement une dépendance d'une valvule aortique ; en ouvrant l'artère dans le sens de sa longueur, la pointe des ciseaux aura déchiré le bord de la valvule ; et le bord ne tenant plus que par ses deux extrémités, est venu s'appliquer sur les deux autres valvules, de manière à simuler une bride anormale. Tout le système aortique est coloré à l'intérieur d'une teinte d'un rouge vif qui existait encore plus vive au moment de l'autopsie que maintenant, en sorte qu'on ne peut pas rapporter son éclat à l'action de l'air ; cette teinte va en diminuant à mesure qu'on s'approche de l'aorte et des artères abdominales, et cependant cette portion de l'aorte contient plus de sang que l'autre portion. La face interne du ventricule gauche est également rouge, tandis qu'il n'y a rien dans le ventricule droit. Les veines caves sont vides de sang et non colorées en rouge. L'artère pulmonaire n'offre pas non plus la teinte de l'aorte. L'utérus est manifestement ramolli ; dans son intérieur il est rempli par une grande quantité de sang ; en incisant ses parois au moment de l'autopsie, on en faisait sortir par la pression quelques gouttelettes manifestes de pus, et l'on pouvait remarquer un peu d'injection dans le pourtour des vaisseaux divisés. La rate est fortement ramollie, comme dans une fièvre typhoïde grave et avancée. L'intestin est sain.

M. Maquet ajoute que le bruit de souffle n'existait pas avant l'apparition des phénomènes fébriles, et de plus il ne disparaissait pas pendant les efforts de la défécation, comme on l'observe chez les chlorotiques ; au lieu d'aller en augmentant vers les artères carotides, il allait en diminuant ; il s'accompagnait d'un claquement valvulaire parcheminé du deuxième bruit (1).

(1) *Bulletin de la Société anatomique*, 1846, p. 171.

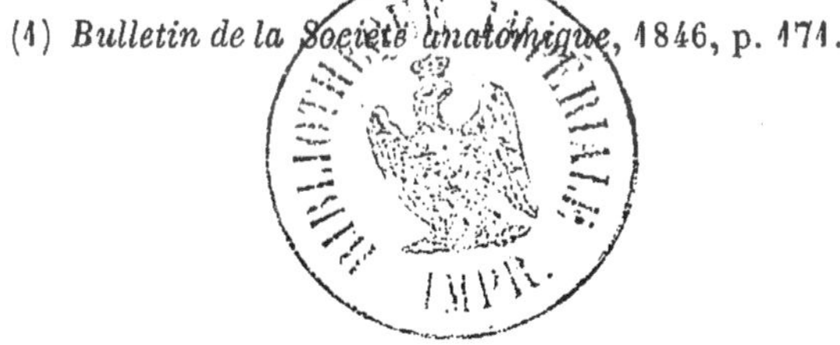

CONCLUSIONS

I. L'état puerpéral prédispose manifestement à l'endocardite, qui revêt le plus souvent alors soit la forme typhoïde, soit la forme pyohémique.

II. Cette prédisposition à l'endocardite est due à l'augmentation considérable de la fibrine pendant l'état puerpéral.

III. L'endocardite puerpérale est beaucoup plus souvent végétante qu'ulcéreuse. Elle s'accompagne fréquemment de lésions du côté des viscères (infarctus, abcès métastatiques, embolies).

IV. Les embolies à leur tour déterminent la nécrobiose des parties auxquelles se distribue l'artère oblitérée ; de là quelquefois ramollissement du cerveau et hémiplégie, etc., à la suite de couches.

V. L'endocardite puerpérale est probablement toujours une manifestation rhumatismale, et dans ce cas elle serait souvent la première.

VI. Si l'endocardite puerpérale se déclare sous l'influence du rhumatisme, le sujet, qui, étant en puissance de diathèse rhumatismale, se trouve de plus dans l'état puerpéral, offre à l'endocardite les meilleures conditions pour son développement. On conçoit en effet que ces deux influences coexistant, l'augmentation de la fibrine du sang doit être très-considérable.

VII. Les observations que nous avons réunies ne sont pas assez complètes au point de vue des manifestations rhumatismales qui ont précédé l'endocardite et de celles qui ont pu suivre, pour nous permettre de conclure à la nature franchement rhumatismale de l'endocardite puerpérale.

TABLE DES MATIÈRES

PARIS. — IMP. VICTOR GOUPY, RUE GARANCIÈRE, 5.

www.ingramcontent.com/pod-product-compliance
Ingram Content Group UK Ltd.
Pitfield, Milton Keynes, MK11 3LW, UK
UKHW020847120726
13693UKWH00002B/856